Ernährung für (Kraft-)Sportler:

Intermittent Fasting 2.0

Hinweis: Die Forschung ist ständigen Entwicklungen unterworfen. Für Angaben über Dosierungen oder Ernährungsvorgehen kann trotz sorgfältiger Prüfung keine Gewähr übernommen werden.

Jede(r) Leser(in) ist angehalten, bei (gesundheitlichen) Problemen fachspezifische Hilfe im echten Leben zu konsultieren.

Umschlaggestaltung, Fotos: Dr. Frank-Holger Acker
Grafiken: Dr. Frank-Holger Acker

Kontakt:
Dr. Frank-Holger Acker
Unter den Linden 7
31725 Lehrte

www.become-fit.de
www.in80marathonsumdiewelt.blog
kontakt@become-fit.de

6. erweiterte Auflage/2020
ISBN: 978-1539080466

Lektorat: Ulrike Hacker/Jörg Podesky
Korrektorat: Punkt & Komma (www.punkt-und-komma.net)

Inhaltsverzeichnis

An wen richtet sich das Buch?

Ernährung für (Kraft-)Sportler ist ein zugegeben weit gefasster Titel, beschreibt jedoch am besten die Zielgruppe der folgenden Seiten. Das vorliegende Buch richtet sich an sporttreibende Menschen, die daran interessiert sind, ihren Körperfettanteil entweder für ihr Äußeres oder die sportliche Aktivität zu verändern.

Auch wenn man nicht (bewusst) Fasten möchte, bietet das Buch einen umfassenden Überblick über die Ernährung für (Kraft-)Sportler, sowie Bodybuilder und Fitnesssportler.

Dabei geht es nicht um ein X-Wochenprogramm, das den Leser im Anschluss mit seinen Zielen und Essgewohnheiten wieder alleine lässt, sondern um eine dauerhafte und zielgerichtete Umstellung der Ernährung. Um dies zu gewährleisten, gilt es, ein umfassendes Bild von einer zielführenden Ernährung zu bieten, da rund um das Thema Essen eine Vielzahl an Mythen und Missverständnissen existieren.

Damit der Leser (in Zukunft) eigenverantwortlich handeln kann, genügt es nicht, die Menge der Kalorien oder die Zahl der Kohlenhydrate zu diskutieren, weshalb neben den Nährstoffgrundlagen auch die Verdauung selbst, unser Hormonhaushalt und der Einfluss von Nahrungsaufnahme auf ihn ein Thema sein werden.

Warum Intermittent Fasting?

Das Konzept Intermittent Fasting (IF) hat in den letzten Jahren zunehmend an Popularität gewonnen. Immer mehr Spitzen-, aber auch Hobbyathleten binden gezielt Fastenphasen erfolgreich in ihren Alltag ein. Sei es aus pragmatischen Gründen, um sich schlichtweg vom täglichen Tupperdosenzwang zu lösen, oder weil sich Vorteile für die sportliche Leistung und Gesundheit erhofft werden: Intermittent Fasting ist längst mehr als ein vorübergehender Trend.

Das vorliegende Buch soll dabei helfen, das Prinzip hinter IF besser zu verstehen, ohne die (biochemischen) Grundlagen unnötig zu verkomplizieren. Natürlich darf der Käufer dieses Buches mehr erwarten als die unbegründete Anweisung: „Faste 16 Stunden und iss dann acht.“ Daher werden wir Schritt für Schritt die Prozesse analysieren, die in unserem Körper während des Intermittent Fasting ablaufen, und am Ende verstehen, dass dieses feste Zeitfenster meiner Ansicht nach nicht die optimale Form des Intermittent Fasting darstellt.

Dabei kann es im Rahmen der folgenden Ausführungen immer mal wieder zu Fragen kommen. Ich bitte daher darum, alles in Ruhe zu lesen, da es sich mit manchen Dingen wie mit dem Huhn und dem Ei verhält: Es war schwierig zu entscheiden, was man nun zuerst anspricht und es hätte genauso gut anders herum passieren können.

Darüber hinaus wird eine gewisse Basis an Wissen vorausgesetzt. Das bedeutet, ein gewisses Interesse für das Thema Ernährung sollte bereits vorhanden sein und der Leser sollte nicht erschrecken, wenn sich möglicherweise der eine oder andere Punkt, den man bisher als Fakt verstanden hatte, als Irrglauben herausstellt. Nicht selten führen generell richtige Gedanken zu falschen Schlussfolgerungen – gerade im Bereich der Ernährung.

Das im Rahmen dieses Buches vorgestellte Konzept ist evidenzbasiert.

Das bedeutet, es ist aus einem ständigen Wechsel deduktiver Überlegungen und induktiver Überprüfungen über eine lange Zeit entstanden. Das heißt auch, dass die theoretischen Überlegungen, die im Folgenden dargestellt werden, in der Praxis erprobt, bewertet und gewichtet wurden, mithilfe von etlichen Trainierenden, die sich von mir betreuen ließen. Danke an dieser Stelle also auch für das Vertrauen, das mir die letzten Jahre entgegengebracht wurde.

Brillen auf das Thema Ernährung

Ernährung ist in den letzten Jahren für viele zu einem schier unüberschaubaren und oft auch emotional geprägten Thema geworden. Ausschließlich „Gesundes“ zu essen, gilt vielen als oberstes Ziel, wobei es oftmals bereits daran scheitert, zu erklären, was denn dieses ominöse „Gesund“ überhaupt sei (vergleichbar nebulös stellt sich übrigens das neue Buzzword „clean“ dar).

Noch komplizierter wird es, wenn die Ernährung nicht nur die vitalen Körperfunktionen optimal unterstützen, sondern gleich noch die sportliche Leistungsfähigkeit mit optimieren soll. „Broscience“, wie gefährliches Halbwissen heutzutage gern betitelt wird, ist sicherlich keine Erscheinung des Internetzeitalters, sondern ein schon immer präsentes Phänomen, bei dem Mythos und Wahrheit schnell miteinander verschmelzen.

Je nach Gesprächspartner wird jedes Gespräch über die Ernährung in verschiedene Bahnen gelenkt.

Der Jurist nimmt eine Perspektive ein, von der aus sich die Diskussion vielleicht um Health Claims drehen wird. Der Soziologe analysiert die Frühstücksgewohnheiten anders als ein Ernährungswissenschaftler usw. – Das ist im Übrigen auch ein Grund dafür, warum Studiengänge rund um die Ernährung immer interdisziplinär gestaltet sind und den Studenten (erste) Einblicke in verschiedene Bereiche bieten.

In den Kommunikationswissenschaften würde man dagegen beispielsweise die Biografie der Person analysieren. Diese ist im Bereich Ernährung tatsächlich oftmals sehr interessant: Umso vehementer und radikaler die Ansichten bezüglich Ernährung umgesetzt und kommuniziert werden, desto öfter sind es in der Regel persönliche Leidensgeschichten, die für den Einzelnen mit den entsprechenden Essgewohnheiten ein Ende nahmen.

Dass dies leider nicht immer so einfach ist und nicht alles für jeden gleich funktioniert, ist ein Grund für die unzähligen Widersprüche, mit denen sich der Verbraucher konfrontiert sieht. Verschiedene Lobbys oder vermeintliche Ernährungsgurus preisen ihr jeweiliges Konzept an, das sich möglichst von existierenden Modellen abgrenzt – ein Phänomen, das es bereits im 19. Jahrhundert in Form des Low-Carb- oder Low-Fat-Streits gab!
Die Geschichte des Intermittent-Fasting-Konzepts soll dagegen kein Schwerpunkt der folgenden Seiten sein. Wer sich detaillierter für die Geschichte der Ernährung interessiert, dem sei an dieser Stelle das Buch *Die verrückte Geschichte der Diät* von Anja Dostert ans Herz gelegt.

Zum Thema Recht wurden bereits die Health Claims angesprochen. Diese führten unter anderem dazu, dass ab dem 01.01.2013 mehr als 1.600 Werbeslogans in Deutschland gestrichen werden mussten. Eine bekannte Schokolade mit Milchcremefüllung hilft seitdem nicht mehr beim Wachsen, ein gewisser Joghurtdrink schützt nicht mehr vor Infektionen der oberen Atemwege und Cranberrysaft verringert nicht mehr das Blasenentzündungsrisiko bei Frauen. – Nur drei Beispiele für Werbeversprechen, die bis dahin in Deutschland kommuniziert wurden. Weitere Aspekte sind beispielsweise Bio-Regelungen oder EU-Normen bezüglich bestimmter Lebensmittel.

Der Bogen zwischen Ernährung und Soziologie lässt sich spannen, indem wir die Größe des Einschnitts betrachten, die mit dem Verzicht auf das Frühstück einhergeht. Der Grund, warum und was wir frühstücken, liegt in der Art und Weise unserer Sozialisation. Mutti hätte uns ohne Frühstück nicht aus dem Haus gelassen und entsprechend schwer fällt es jetzt vielen IF-Einsteigern, frühestens zur Mittagszeit zu essen.

Aber auch die Art und Weise, wie wir uns ganz generell ernähren und was wir davon nach außen kommunizieren, ist Folge unserer Sozialisation. Die wenigsten Otto Normalverbraucher kämen beispielsweise auf die Idee, Flüssigprotein aus dem Shaker in sich hineinzuschütten. Viele junge Kraft- und Fitnesssportler der Generation 2.0 horten dagegen mehr Plastikbecher in ihren Küchenschränken, als sie Teller im Schrank stehen haben.

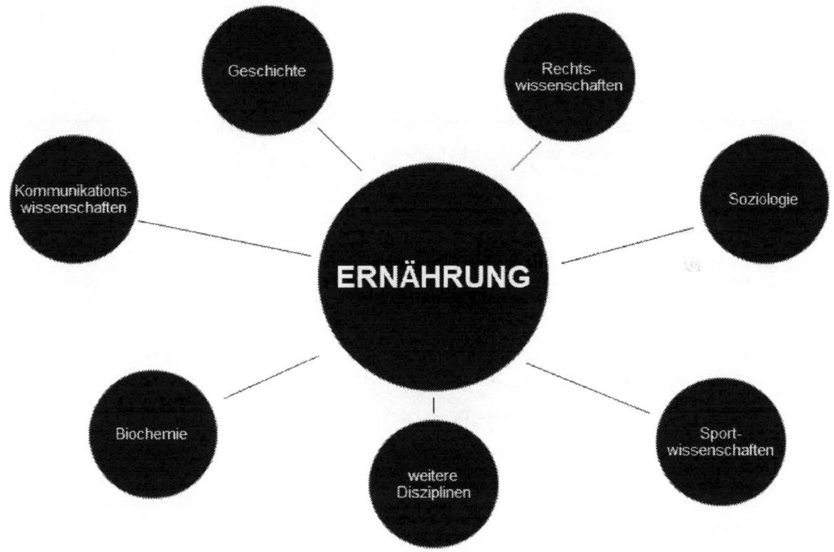

„Brillen" auf das Thema Ernährung, die alle für eine andere Sichtweise sorgen

Sportwissenschaftler haben dagegen in der Regel weniger Berührungspunkte mit dem Thema Ernährung im Rahmen ihres Studiums, als man meinen könnte, wobei vereinzelte Erfahrungsberichte langsam von positiven Entwicklungen erzählen. Dennoch ist die Literatur, die sich an diese Spezialisten richtet, lesenswert, wenn auch oftmals recht konservativ und „High Carb"-geprägt, ohne zu differenzieren. Warum dieses Vorgehen für viele Hobbyathleten nicht immer sinnvoll ist, wird im Rahmen des vorliegenden Buches neben vielen anderen Dingen erläutert.

Der Schwerpunkt dieses Buches soll auf der Biochemie liegen, wobei wir uns im Folgenden auf die angewandten Grundlagen beschränken und diese verständlich darstellen wollen. Dieses Buch richtet sich an den interessierten Laien, der die Empfehlungen in die Praxis umsetzen möchte.

Diese kleine Einführung sollte jedoch zeigen, dass es viele Einflussfaktoren auf das Thema Ernährung und die Art und Weise der Darstellung und Umsetzung gibt.

Wie ist dieses Buch zu lesen?

Noch ein kleiner Hinweis: Jedes einzelne Kapitel ließe sich zum Thema eines ganzen Buches ausweiten (und einige Autoren tun dies tatsächlich). Aus diesem Grund verstehen sich die nächsten Seiten in erster Linie als gezielte Hinführung, die das Prinzip hinter Intermittent Fasting 2.0 verständlich machen soll. Die einzelnen Themen werden soweit beschrieben, wie es notwendig ist, um das generelle IF-Konzept nachvollziehen zu können. Die Waage zwischen wissenschaftlicher Präzision und guter Lesbarkeit zu halten, ist dabei niemals einfach. Ich hoffe und denke, dass mir dies am Ende gelungen ist und ich dem Leser einen ebenso unterhaltsamen wie lehrreichen Exkurs in das strategische Fasten bieten kann.

Wie mit der Titanic und den Liegestühlen

Der kanadische Ernährungsguru John Berardi verglich den Umgang von Menschen mit Informationen über die Nahrungsaufnahme einmal mit den Liegestühlen auf der Titanic: Anstatt erst einmal grundlegende Probleme zu lösen (Titanic → Eisberg), sind die Leute viel zu oft damit beschäftigt, sich in Details zu verrennen (Diskussion über Position der Liegestühle auf dem Deck).

Das vorliegende Buch soll dabei helfen, den richtigen Kurs zu setzen. Über Liegestühle sollen andere diskutieren.

Aber auch diejenigen, die sich bereits (sehr) ausführlich mit der Wissenschaft der Sportlerernährung auseinandergesetzt haben, werden sich hoffentlich noch das eine oder andere Detailwissen aneignen können.

Jedes Kapitel schließt darüber hinaus mit ausgewählten Buchempfehlungen, die die angesprochenen Aspekte noch einmal vertiefen.

Wer also nach noch detaillierteren Informationen sucht oder einigen Ausführungen nicht folgen konnte, sollte sich die Literaturvorschläge am Ende jedes Kapitels genauer anschauen.

Grundumsatz, Kalorienbedarf und Makronährstoffe

Egal ob wir vier, acht oder 16 Stunden am Tag essen: Wichtig ist in erster Linie, WAS und WIE VIEL wir konsumieren, wenn das Ziel eine positive körperliche Veränderung sein soll. Da die Themen dieses Kapitels bereits Teil einer Vielzahl an Büchern sind und den meisten Lesern (zumindest zum Großteil) vielleicht bereits bekannt sein werden, werden die folgenden Darstellungen auf das Notwendigste beschränkt, wobei der eine oder andere Irrtum aus der Welt geschaffen werden soll. Unser täglicher Kalorienbedarf setzt sich aus verschiedenen Faktoren zusammen. Als grobe Kennzahlen kann man von folgender Verteilung des täglichen Kalorienverbrauchs ausgehen:

- Grundumsatz: 60–75 %
- Körperliche Aktivität: 15–30 %
- Nahrungsinduziert: 6–10 %
- Sonstiges: 2–7 %

Mit „nahrungsinduziert" ist jener Kalorienverbrauch gemeint, der durch den Verdauungsprozess und die Verwertung unseres Essens zustande kommt. Der eine oder andere wird vielleicht schon von Top-X-Listen von Diätlebensmitteln und ähnlichen Zusammenstellungen im Laufe seines Sportlerlebens gelesen haben. Lebensmittel, die mehr Energie zur Verwertung benötigen, werden dabei gern mit aufgeführt, wobei man diesen Effekt nicht überbewerten sollte. Wenn also mal wieder Chili, Ingwer oder die „Magic Soup" eine Abnahme wie von ganz allein versprechen, sollte das Ganze nicht zu ernst genommen werden.

Sonstige Faktoren beinhalten beispielsweise Nikotin, das den Grundumsatz tatsächlich je nach Konsum um bis zu 10 % anheben kann, oder aber auch die Außentemperatur. Wer die Raumtemperatur von 21 auf 18 Grad absenkt, verbraucht laut einiger Quellen ca. 200 Kilokalorien mehr am Tag, vorausgesetzt der Körper muss die zusätzliche Heizleistung aufbringen und wir kuscheln uns nicht in mehrere Decken ein. Ab 30 Grad wiederum steigt der Grundumsatz mit jedem weiterem Grad um ca. 0,5 % – die Kühlung verlangt unserem Körper durchaus einiges ab. Nicht umsonst fühlen wir uns an heißen Sommertagen tendenziell müde und antriebslos.

Was ist eine Kalorie?

Die Kalorie wurde erstmals 1825 in Frankreich wissenschaftlich definiert und schaffte den Aufschwung zu einer der meistgebrauchten Kennzahlen innerhalb der Trophologie (der Ernährungswissenschaften).

Die Definition der Wärmeeinheit ist nie abschließend vereinheitlicht worden; hier eine der gebräuchlichsten: Eine Kalorie ist die Wärmemenge, die benötigt wird, um ein Gramm Wasser unter konstantem Druck von 14,5 auf 15,5 °C zu erwärmen. Das klingt schon mal recht wissenschaftlich. Gemessen wird dies mithilfe eines sogenannten Bombenkalorimeters, eine Maschinerie, bei der der zu untersuchende Stoff in einem materiefreien Container verbrannt wird, um den herum Wasser zirkuliert.

Sind Menschen Bombenkalorimeter? Natürlich nicht, dennoch bemessen wir unseren Kalorienverbrauch nach ähnlichem Prinzip. Die Kalorienangaben für Kohlenhydrate, Eiweiß und Fett sind dabei als durchschnittliche Werte zu verstehen. Fett wird beispielsweise mit 9,3 kcal je Gramm berechnet, obwohl kurzkettige Fettsäuren kaum mehr als 5 kcal liefern. – Warum das so ist, klären wir noch!

Dies stellt aber eher Nerdwissen dar, denn in der Praxis sind die vorgegebenen Nährwertangaben eine gute Grundlage, um die Kalorienzufuhr zu berechnen.

Grundumsatz bedeutet letztendlich nichts anderes, als dass wir bei völliger Ruhe und angenehmen 28 °C mit leerem Magen im Bett liegen würden. Der tatsächliche Wert wird wiederum durch Faktoren wie Alter, Geschlecht oder tatsächlich genetisch bedingt niedrigem Grundumsatz, der bei krankhaft adipösen Menschen nachweisbar ist, beeinflusst.

Ein weiterer Faktor, der in den letzten Jahren enorme Aufmerksamkeit gewinnen konnte, sind die Schilddrüsenhormone. Diese haben einen entscheidenden Einfluss auf den Grundumsatz (wobei niedrige Schilddrüsenwerte nicht zwangsläufig als alleinige Ursache für ein Figurproblem ausgemacht werden können). Eine Überprüfung der Schilddrüsenhormone fT3, fT4 sowie TSH kann Sinn machen. Spätestens wenn die Werte jedoch im Normbereich liegen, sollte man reflektieren, ob der Auslöser für den zu hohen Körperfettanteil nicht doch in anderen Bereichen liegt.

Berechnung des Grundumsatzes

In Literatur und Internet finden sich verschiedene Formeln zur Berechnung des Grundumsatzes. Eine der präzisesten Varianten stellt eine Formel aus dem Jahr 1990 von Mifflin und St. Jeor dar. Sie lautet:

Grundumsatz = 10 * [Gewicht in Kilogramm] + 6,25 * [Größe in cm] – 5 * [Alter in Jahren] + s

Die Variable „s" hat bei Männern den Wert „5", bei Frauen dagegen den Wert „-161". Wer den Griff zum Taschenrechner seit der Schulzeit kategorisch ablehnt, kann natürlich auch im Internet nach Begriffen wie *Grundumsatzrechner* suchen. Auf diversen Seiten im Netz müssen nur noch Geschlecht, Alter, Gewicht und Größe eingegeben werden und der gewünschte Wert wird automatisch berechnet, wobei hierbei meist die ältere Formel von Harris und Benedict aus dem Jahr 1918 genutzt wird.

Beispielmann

Für einen 25-jährigen Mann, der 75 Kilogramm auf 180 cm Körpergröße wiegt, entspricht der Grundumsatz nach der genannten Formel also

(10 * 75) + (6,25 * 180) – (5 * 25) + 5 = 1755 kcal

Die Klammern dienen noch einmal der Verdeutlichung, auch wenn diese mathematisch natürlich nicht notwendig sind.

Dieser Wert stellt eine Grundlage dar, von der aus man den weiteren Bedarf bestimmen kann. Sollte der Beispielmann Raucher sein, würde der Grundumsatz dabei rechnerisch auf bis zu ca. 1930 kcal steigen, ein nicht unerheblicher Unterschied, der den Gewichtsanstieg bei dem einen oder anderen Neu-Nichtraucher sicherlich erklärt.

Da sich dieses Buch aber an sportlich aktive Menschen richtet, gehen wir natürlich vom Nichtraucher aus.

Nun ist es nicht so, dass wir den gesamten Tag nur im Bett liegen würden, auch wenn das der Wunschvorstellung von manchem Mitmenschen entsprechen würde. Eingangs wurde bereits angesprochen, dass mit der körperlichen Aktivität weitere

Kalorien hinzukommen, die wir täglich benötigen. Wir müssen daher zusätzlich unseren Leistungsumsatz berücksichtigen. Bei der Berechnung spielt der sogenannte PAL-Wert (*Physical-Activity-Level-Wert*) die entscheidende Rolle. Der PAL-Wert ist ein Faktor, der die Intensität einer Aktivität ausdrückt: Je höher der PAL-Faktor, desto höher der Kalorienverbrauch (und umso anstrengender empfinden wir eine Tätigkeit im Regelfall auch).

Faktor	Aktivität	Beispiel
0,95	Schlafen	
1,2	nur sitzend/liegend	sehr alte, gebrechliche Menschen
1,3–1,5	sitzend, kaum körperliche Arbeit	Büroarbeit am Schreibtisch
1,6–1,7	sitzend, gehend und stehend	Studenten, Schüler, Taxifahrer
1,8–1,9	hauptsächlich stehend und gehend	Verkäufer, Kellner, Handwerker
2,0–2,4	körperlich anstrengende Arbeit	Landwirte, Bauarbeiter, Hochleistungssportler

Einige Tabellen gehen sogar von Werten über 2,4 aus, die entsprechend durch Hochleistungssportler in Einzelfällen temporär erreicht werden.

In diesen Werten ist in der Regel bereits berücksichtigt, dass neben der körperlichen Tätigkeit auch körperinterne Prozesse ablaufen. Entsprechend wird der Wert für Schlaf in der Regel mit 0,95 angegeben.

Weniger Schlaf, mehr Kalorien verbrauchen?

Bevor nun der Einzelne auf die Idee kommt, er könne in Zukunft mehr Kalorien verbrauchen, indem er beispielsweise nur fünf statt acht Stunden täglich schlafen würde, sei auf nachhaltige Probleme durch Schlafmangel hingewiesen. Neben mittel- und langfristigen Folgen bei (starkem) Schlafentzug, z. B. einer verschlechterten Insulinsensitivität und Testosteronmangel, sind (nicht nur im Rahmen der Diät) vor allem die unmittelbaren Einflüsse auf die Hungerhormone und Cortisol von Bedeutung.

Bereits zwei bis drei Tage mit unzureichendem Schlaf können dazu führen, dass sich das Verhältnis von bedeutenden Sättigungshormonen um 70 % in die falsche Richtung entwickeln kann. Vor allem der Appetit auf süße und salzige, kohlenhydratreiche Lebensmittel (Kartoffelchips sind hier ein gutes Beispiel) steigt, was im zweiten Schritt übermäßige Insulinausschüttungen und ständig überfüllte Kohlenhydratspeicher auch bei kurzen Phasen des Schlafmangels mit ins Boot holt. Einen Jieper auf Gemüse entwickelte in Studien dagegen niemand aufgrund von Schlafmangel.

Ein weiteres Problem: Schlafmangel verlangsamt den Abbau von Cortisol im Blut um das Sechsfache. Während bei ausreichend Schlaf das Stresshormon schon nach gut einer, in Extremfällen zwei Stunden wieder abgesunken ist, verlängert Schlafmangel diesen Prozess deutlich.

In Kombination mit Bewegungsmangel, dem obligatorischen ersten Frühstück zu Hause und zweiten Frühstück um halb zehn im Büro, steuern Schlaftrunkene mit voller Fahrt über kurz oder lang auf hartnäckige Fettpölsterchen und einen außer Kontrolle geratenen Hormonhaushalt zu. Das ist natürlich eine etwas überspitzte Darstellung und soll niemanden in Selbstzweifel stürzen, wenn er einmal fünf Minuten vor dem Wecker aufgewacht ist oder eine halbe Stunde später ins Bett kam.

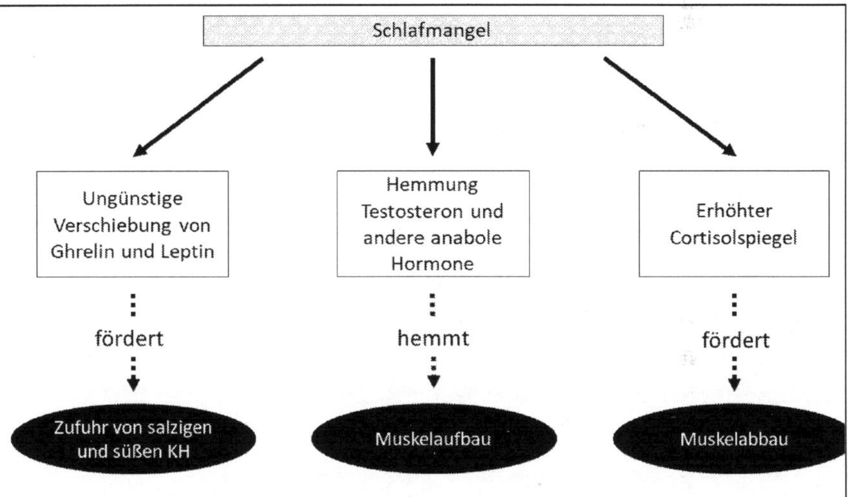

Der Einfluss von Schlafmangel, vereinfacht dargestellt

Sehen wir uns einmal die Leistungsumsatz-Berechnung unserer Beispielperson an.

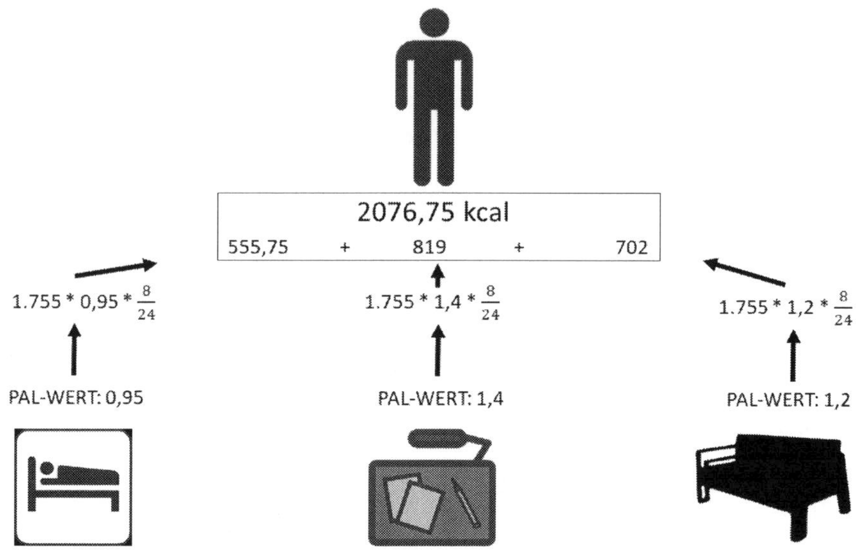

Angenommen, er schliefe acht Stunden, ist acht Stunden am Tag Büroangestellter und verbringt die restlichen acht Stunden nahezu bewegungslos auf der Couch. – Zugegeben, das ist ein konstruiertes Beispiel, das uns jedoch als Rechenmuster genügen soll.

Der PAL-Wert für den Schlaf wird gemeinhin mit 0,95 veranschlagt – zur Ermittlung des Kalorienverbrauchs während der achtstündigen Nachtruhe multiplizieren wir also den zuvor berechneten Grundumsatz von 1.755 kcal mit 0,95. Der leichten Bürotätigkeit ist ein PAL von immerhin 1,4 zugeordnet, dem Feierabend auf der Couch der Faktor 1,2. Und so sähe die Rechnung im Gesamten aus:

- Schlafen: $\frac{8}{24}$ (acht von 24 Stunden) x 0,95 x 1.755 kcal = 555,75 kcal
- Bürotätigkeit: $\frac{8}{24}$ (acht von 24 Stunden) x 1,4 x 1.755 kcal = 819 kcal
- auf der Couch: $\frac{8}{24}$ (acht von 24 Stunden) x 1,2 x 1.755 kcal = 702 kcal

Insgesamt ergäbe dieses Beispiel also 2076,75 kcal.

Aber wie sähe die Rechnung aus, wenn Max Mustermann sich doch hin und wieder von der Couch erheben und seine Freizeit sportlich aktiv gestalten würde? Hier gibt es verschiedene Rechenmodelle. Ein einfaches Modell, da der Wert uns sowieso in erster Linie als Orientierung dient, wäre das folgende:

Für jede Stunde durchgehende körperliche Aktivität (beispielsweise 60 Minuten intensiver Dauerlauf) pro Woche kann der Freizeit-PAL-Wert um 0,1 erhöht werden.

Aus $\frac{8}{24}$ (acht von 24 Stunden) x 1,2 x 1.755 kcal = 702 kcal würde somit $\frac{8}{24}$ (acht von 24 Stunden) x (1,2 + 0,1) x 1.755 kcal = 760,5 kcal – insgesamt also 2.135,25 kcal. Gegenüber dem zuvor berechneten Kalorienumsatz haben wir nun einen „Sprung nach vorne" getan, der mit einem halben (!) Schokoladenriegel wieder zunichtegemacht wäre. Dies soll niemanden dazu animieren, die Sportschuhe desillusioniert wieder an den Nagel zu hängen. Sinnvoll strukturierte körperliche Aktivität ist enorm wichtig und kann über den Muskelaufbau mittelfristig auch für eine deutliche Erhöhung des Grundumsatzes sorgen. Vielmehr soll das gezeigte Beispiel für die Tatsache sensibilisieren, dass ein wenig Training, welcher Art auch immer, keine zusätzliche Packung Eis vor dem Fernseher rechtfertigt – schließlich habe man an diesem Tag ja bereits ausgiebig geschwitzt.

Der aufmerksame Leser wird nun noch den nahrungsinduzierten Verbrauchswert vermissen. Das bedeutet, dass die Nahrung, die wir zuführen, nicht vollständig verdaut wird. Andernfalls würde unser Stuhlgang deutlich geringer ausfallen. Hinzu kommt der Punkt, dass auch die Verdauung von Nahrung Energie benötigt. Beides können wir großzügig mit jeweils 10 % ansetzen, was jeweils 214 kcal entspricht.

Damit hätten wir in unserem Beispiel 2.135 + 214 + 214 = 2.563 kcal, die frei eingeteilt werden könnten.

An dieser Stelle noch einmal der Hinweis, dass dies lediglich ein rechnerischer Näherungswert für ein konstruiertes Beispiel ist, mit dem gestartet werden kann. In Wirklichkeit ist unser Tag nicht in drei klar voneinander abgetrennte Phasen zu unterscheiden und selbstverständlich würden Hitze, Kälte, Hormonhaushalt, Schlafqualität und weitere Faktoren den Wert nach oben oder unten korrigieren.

All das wäre aber sowieso nur die eine Seite der Rechnung: Lebensmittel werden zwar in entsprechenden Datenbanken mit Nährwerten und Kalorien angegeben. Wer aber bereits den Vergleich gewagt hat, wird festgestellt haben, dass die Angaben zum Teil stark voneinander abweichen können. Auch hier sind wir also nur mit Näherungswerten konfrontiert.

Das bedeutet nicht, dass solche (groben) Rechnungen nutzlos oder ohne Aussagekraft wären. Der Leser sollte sich eben nur bewusst sein, dass es die 100%ige Genauigkeit nicht gibt, diese aber auch nicht notwendig ist.

Die Frage, die sich nun stellt: In welchem Verhältnis sollten die Kalorien verteilt werden?

Die Energieträger: ein knapper Überblick

Generell gibt es vier Nährstoffe, aus denen der Körper Energie beziehen kann: Kohlenhydrate, Protein, Fette und Alkohol. Zucker ist kein separater Energieträger und komplexe oder weniger komplexe Kohlenhydrate mögen in Nahrungsmitteln in dieser Form vorliegen, werden im Rahmen der Nahrungsaufnahme aber mehr oder weniger „gleichgestellt“. Was das bedeutet?

Um vom Körper aufgenommen werden zu können, müssen Nährstoffe in ihre Einzelteile zerlegt werden. Man kann sich dies wie Perlenketten vorstellen, die in ihre einzelnen Glieder zerteilt werden. Dies gilt auch für Zucker und sonstige Kohlenhydrate.

Kohlenhydrate werden in die drei Einfachzucker Glukose, Fruktose und Galaktose sowie in Zweifachzucker und Mehrfachzucker – auch als „komplexe Kohlenhydrate“ bekannt – unterschieden. „Komplexe“ Kohlenhydrate sind nichts anderes als recht lange „Perlenketten“, wohingegen beispielsweise Haushaltszucker eine strukturell simple Kombination der Einfachzucker Glukose und Fruktose ist.

Der Begriff „Perlenkette“ soll hier in erster Linie der Veranschaulichung dienen. In Wirklichkeit sind die meisten Kohlenhydratverbindungen verzweigte Strukturen, die die unterschiedlichsten Anordnungen haben.

Beim Protein verhält es sich ähnlich, mit dem Unterschied, dass sich hier die sogenannten proteinogenen Aminosäuren zu langen Ketten vereinen (bzw. dreidimensionale Formen annehmen) – dazu später mehr. Fett ist dagegen eine Kombination von jeweils einem Molekül Glycerin und drei Fettsäuren, die unterschiedlich lang sein können. All das wollen wir uns im Folgenden genauer anschauen.

Der Leser sollte sich an dieser Stelle nicht von Begriffen wie „Komplexität“ der Kohlenhydrate, „Wertigkeit“ des Proteins oder „Sättigung“ der Fettsäuren irritieren lassen, die er vielleicht schon einmal gehört hat. Das werden wir uns in einem späteren Abschnitt noch genauer anschauen.

Die Aufspaltung dieser „Perlenketten“ geschieht an unterschiedlichen Stellen im Körper, was für das Verständnis der zielführenden Ernährung nicht uninteressant ist, aber erst später Thema sein soll.

Wer seine Kalorien zählt, muss selbstverständlich auch Alkohol berücksichtigen (Alkohol liefert etwa 7 kcal und ist damit noch energiereicher als Kohlenhydrate und Protein).

Da sich dieses Buch aber in erster Linie an sportlich ambitionierte Menschen richtet, wird auf die Alkoholverwertung nicht im Detail eingegangen, was nicht mit einem generellen Verbot zu verwechseln ist. Gesellige Abende mit etwas Alkohol oder ein gutes Glas Wein zum Essen stellen für viele Menschen Faktoren der Lebensqualität dar und haben somit auch im Leben von Sportlern eine Berechtigung!

Schauen wir uns also an, was bei der Verteilung der Makronährstoffe auf den (durchschnittlichen) Kalorienbedarf zu beachten ist.

Wann verbraucht der Körper was?

Damit Kalorien verbraucht werden, muss dem Körper Energie bereitgestellt werden, was wir später im Rahmen der Trainingsbelastung noch einmal thematisieren werden. Zur kurzen Übersicht: Es wird zwischen der Bereitstellung unter Zuhilfenahme von Sauerstoff (aerob) oder ohne Sauerstoff (anaerob) unterschieden, wobei die aerobe Energiegewinnung ertragreicher, aber auch langsamer stattfindet.

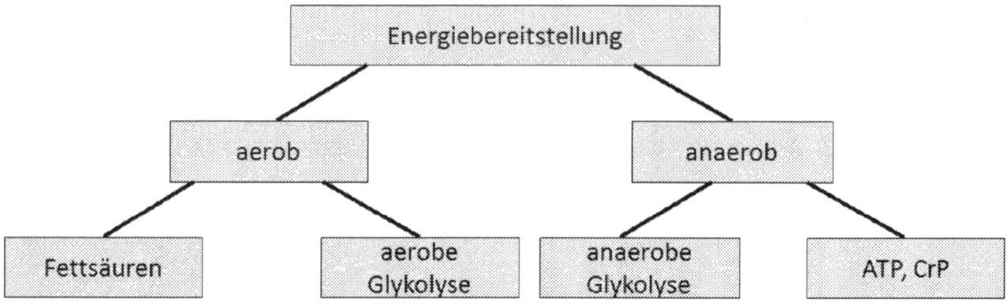

Die verschiedenen Formen der Energiegewinnung

Ohne Sauerstoff (anaerob) kann lediglich das vorhandene ATP selbst verbraucht oder neues ATP mithilfe von Creatinphosphat (CrP) oder der anaeroben Glykolyse gewonnen werden. Das bedeutet, ATP wird aus Kohlenhydraten gewonnen, wobei hierbei Laktat entsteht.

Deutlich effektiver ist die Energiebereitstellung bei ausreichender Sauerstoffzufuhr, wie sie in der Regel im Körper abläuft, wenn wir nicht einen spürbar beschleunigten Puls oder erhöhte Atmung bekommen. Hierzu können entweder Fettsäuren (aus der Nahrung oder aus dem Körperfett) oder Kohlenhydrate genutzt werden.

Der Großteil des Grundumsatzes wird bei uns allen über die Verstoffwechselung von Fett gewährleistet. Das klingt zunächst möglicherweise etwas irritierend, sollte im Laufe des Buches aber verständlicher werden.

Und was ist mit Protein, wird der eine oder andere sich fragen. Dieses wird lediglich indirekt verstoffwechselt, indem die Leber entweder neue Kohlenhydrate aus den Aminosäuren erzeugt oder die Aminosäuren in Zwischenphasen der Energiegewinnung eingebunden werden. Das bedeutet allerdings nicht, dass man Unmengen an Protein zu sich nehmen könnte und nicht zunehmen würde, da der Körper die Umwandlung und Nutzung bereits bei erhöhter Zufuhr beginnt. Die genauen Abläufe haben uns an dieser Stelle jedoch nicht zu interessieren.

Was wir uns aber schon merken können, ist der Punkt, dass eine Zelle (nicht der gesamte Körper!) zum Zeitpunkt X ENTWEDER Fett ODER Kohlenhydrate zur Energiegewinnung nutzt. Beides parallel findet nicht statt (später werden wir noch Hormone und den Randle-Zyklus kennenlernen und dieses Thema noch einmal aufgreifen).

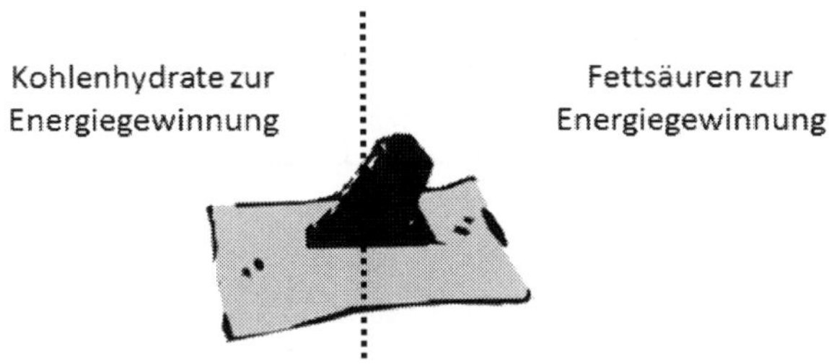

Wie mit einem Schalter gewinnt eine Zelle jeweils aus KH oder F ihre Energie.

Darüber hinaus gibt es einige Zellen, die nur Kohlenhydrate zur Energiegewinnung nutzen können. Das wiederum liegt an den Mitochondrien, den Kraftwerken der Zellen, die eine immense Bedeutung für das Leben, wie wir es kennen, haben.

Mitochondrien: Kraftwerke der Zellen

Um den Stoffwechsel im menschlichen Körper und die Notwendigkeit bestimmter Nährstoffe zu verstehen, muss man sich zumindest ein paar kleinere Punkte bezüglich unserer Zellen bewusst sein. – Keine Angst, es wird so pragmatisch wie möglich gehalten!

Unsere Zellen bestehen neben der Außenhülle, der Zellmembran, aus einem Zellkern, Mitochondrien und vielen weiteren Dingen, die wir zur Vereinfachung hier außen vor lassen. Da innerhalb der Zelle alles im Zytoplasma schwimmt und wir nicht wie ein Schleimwesen über den Boden kriechen, benötigt jede Zelle eine wirksame und dennoch relativ flexible Hülle: die Membran. Diese besteht zu einem Großteil aus Lipiden, zu denen auch die Fettsäuren unserer Nahrung zählen. Wenn Zellen erzeugt werden, benötigt der Körper entsprechende Baustoffe, weshalb wir an dieser Stelle vielleicht schon ahnen können, dass eine gewisse Menge Fett für den menschlichen Körper notwendig ist.

Innerhalb der Zelle sind neben dem Zellkern, damit man zumindest halbwegs erahnen kann, worum es sich hier handelt, in der Grafik kleine Stäbchen abgebildet, um die es im Folgenden gehen soll: die Mitochondrien.

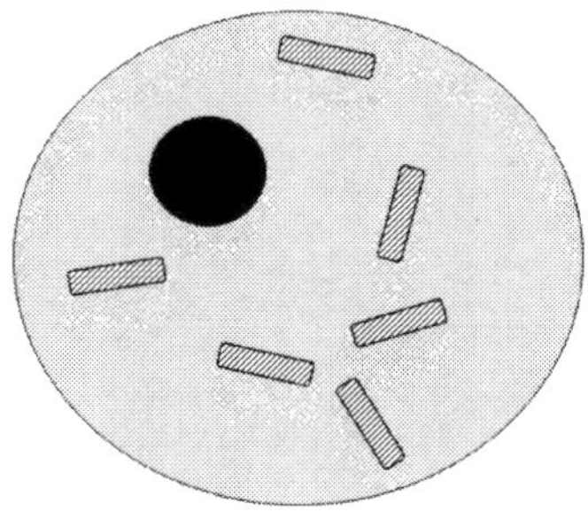

Zelle mit Zellkern und Mitochondrien

Mitochondrien werden oftmals als „Kraftwerke der Zelle" bezeichnet und schwimmen im Zytosol unseres Zellinneren. Gemäß der *Endosymbiontentheorie* waren Mitochondrien einst Bakterien, die vor ca. vier Milliarden Jahren von den Zellen primitiver Mehrzeller vereinnahmt und zu Organen umfunktioniert wurden. Sie ermöglichten die Entwicklung des höheren Lebens, da sie täglich bis zu 140 Kilogramm (!) ATP produzieren können, eine unvorstellbar große Menge, wenn wir unser eigentliches Körpergewicht damit vergleichen.

In der Zelle selbst ist lediglich die anaerobe Verstoffwechselung von Kohlenhydraten möglich, bei der Glukose zu Pyruvat umgewandelt wird, was relativ ineffektiv ist. Fahren mit angezogener Handbremse wäre noch ein schmeichelhafter Vergleich.

Einige Ausnahmen, wie zum Beispiel die Blutkörperchen, verfügen jedoch über keine Mitochondrien. Das bedeutet, dass diese Zellen auf Kohlenhydrate als einzig mögliche Energiequelle angewiesen sind.

Neben Fett wird es also auch eine gewisse Menge an Kohlenhydraten geben, die wir uns täglich zuführen müssten. In den Mitochondrien findet wiederum die Verstoffwechselung mithilfe von Sauerstoff statt. Hier können nicht nur Glukose, sondern auch Fett und (Abbauprodukte der) Aminosäuren zur Energiegewinnung genutzt werden: die aerobe Energiegewinnung.

Mitochondrien können durch Training und Belastung vermehrt werden. Auch die Reproduktion lässt sich steigern; eine willkommene Fähigkeit, denn die einzelnen Mitochondrien verfügen über eine Lebensdauer von wenigen Wochen – und das ist durchaus gut so.

Jede Minute, in der keine Nahrung über den Verdauungstrakt aufgenommen wird, ist Teil eines Zeitabschnitts, in welchem dem Körper weniger Energie zugeführt wird, als dieser verbraucht. Entsprechend muss der Körper nicht nur seine Reserven aufbrauchen, sondern auch über mehrere Stellschrauben versuchen, effektiver zu arbeiten. Im Rahmen dessen werden die Mitochondrien, die ineffektiv arbeiten, aussortiert. Gesunde, gut arbeitende Mitochondrien vermehren sich dagegen mittelfristig; eine sehr kurze und einfache Beschreibung, die zum Verständnis aber ausreichen sollte.

Optimierte Mitochondrien (bezüglich Anzahl und Gesundheit) können dazu beitragen, dass so manch Trainierender in den ersten Wochen seiner Diät sogar einen Anstieg der Kraft wahrnimmt. Optimiertes Nährstofftiming und eine gezieltere Mikronährstoffversorgung wären weitere Puzzleteile, die dieses Phänomen erklären. Nach diesen grundlegenden Informationen bezüglich der Energiegewinnung wollen wir uns anschauen, wie unser Mustermann sinnvoll seine Kalorien auf die verschiedenen Makronährstoffe aufteilen könnte.

Protein

Protein bzw. Eiweiß zählt zwar generell zu den drei Makronährstoffen, ist aber unter normalen Umständen im Gegensatz zu Kohlenhydraten und Fetten kein bedeutender Energieträger für den menschlichen Körper, wie wir noch sehen werden. Das bedeutet, Protein kann zwar (über Umwege) zur Energiegewinnung indirekt genutzt werden, dient dem Körper aber in erster Linie als Transport- und Bausubstanz (nicht nur für den dicken Oberarm).

> Der Begriff Protein stammt vom griechischen „proteios“ für „grundlegend“ und „vorrangig“. Betrachtet man die empfohlenen täglichen Verzehrmengen über die Jahre hinweg, fällt auf, dass diese immer weiter nach unten korrigiert wurden. Während der Ernährungspionier Carl von Voit noch im 19. Jahrhundert eine Mindestmenge von 118 Gramm täglich ansetzte, wurde diese über die Jahrzehnte immer weiter reduziert. Ein Grund dafür ist auch, dass ursprünglich gedacht wurde, dass Protein die Energiequelle für Muskelarbeit wäre. Andere Gründe liegen in verschiedenen Beobachtungs- und Messansätzen und nicht selten kommen heutzutage auch ideologische Gründe hinzu, warum manch Autor vor zu hoher Proteinzufuhr warnt.

Von größerer Bedeutung sind die Beteiligung an der Enzymbildung, an der Neubildung von Muskulatur und Gewebe aller Art sowie die spezifische

Notwendigkeit bestimmter Aminosäuren. Dies führt auch zum eigentlichen „Problem" bei der Bestimmung des Proteinbedarfs.

Protein setzt sich, wie beschrieben, aus verschiedenen Aminosäuren zusammen. Die Anzahl, Kombination und strukturelle Anordnung der Aminosäuren ist bei jedem Protein verschieden. Aus diesem Grund ist theoretisch ein Mangel an einzelnen Aminosäuren möglich, obwohl der generelle Mindestbedarf von ca. 0,8 Gramm Protein je Kilogramm Körpergewicht (zu dieser Zahl gleich im Anschluss mehr) gedeckt wäre.

Dies ist der Wert, der in etwa dem täglichen Verlust entspricht, wobei nicht gemessen wird, welche Aminosäuren tatsächlich abgebaut bzw. nachgeführt werden müssten, sondern lediglich die Menge des ausgeschiedenen Stickstoffs bestimmt wird – und Stickstoff ist Teil jeder Aminosäure. Die Orientierung an der Stickstoffausscheidung ist allerdings dennoch ein guter Anhaltspunkt, da unser Körper Aminosäuren recyceln und sogar umbauen kann, worauf wir noch zu sprechen kommen.

Wenn das eigene Ziel jedoch nicht nur im Überleben liegt, sondern vielleicht sogar gezielt Muskelmasse aufgebaut oder andere Körperfunktionen optimiert werden sollen, macht es allerdings durchaus Sinn, über diesen Minimalbedarf hinaus Protein zu konsumieren. Dieses Vorgehen stellt dem Körper eine möglichst große und ausreichende Bandbreite an Aminosäuren zur Verfügung.

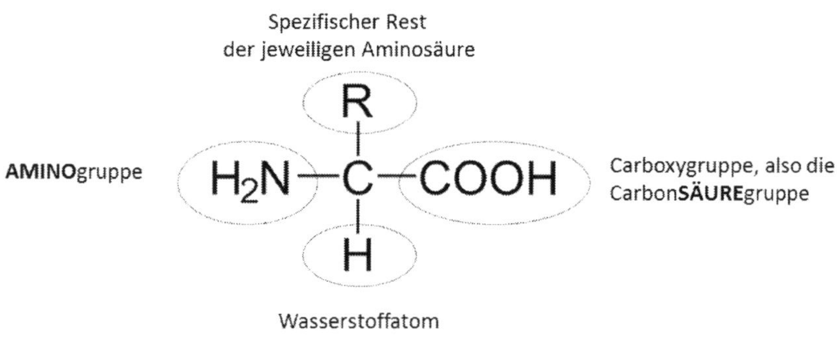

Aufbau einer Aminosäure: Die einzelnen Aminosäuren unterscheiden sich anhand des „R"-Teils.

In der Regel gelingt dies den meisten Mitmenschen, da uns eine mehr als ausreichende Lebensmittelvielfalt und -menge zur Verfügung stehen. Selbst bei sehr eingeschränktem Essverhalten dürfte es in der westlichen Welt schwer sein, den genannten Wert zu unterschreiten. Wer jetzt an Veganer als vermeintlich „gefährdete“ Gruppe denkt, sollte aufmerksam weiterlesen.

Die Gretchenfrage lautet: Welche zusätzliche Proteinmenge kann Sportlern seriös empfohlen werden, wenn sie an Muskelaufbau oder Optimierung der Körperzusammensetzung interessiert sind?

In der sportwissenschaftlichen Literatur wird regelmäßig darauf hingewiesen, dass die Aktivitäten eines Hobbysportlers in der Regel zu keinem (deutlich) erhöhten Proteinbedarf führen würden. In der Folge wird Kraftsportlern oftmals nahegelegt, bis zu 15 % ihrer täglichen Kalorien in Form von Protein aufzunehmen. Unserem 2.563-kcal-Beispiel nach entspricht dies ca. 385 kcal täglich. Bei angenommenen 4,1 kcal pro Gramm Protein läge die Eiweißmenge unterhalb 100 g. Großzügigere Skalen in der sportwissenschaftlichen Literatur führen bis zu 1,7 Gramm Protein je Kilogramm Körpergewicht auf, wobei bis zu zwei Gramm in den Ernährungswissenschaften inzwischen als sichere Menge gelten, die bei gesunden Nieren auch dauerhaft konsumiert werden kann.

Bedeutender als die Menge an Protein ist jedoch tatsächlich die Zusammensetzung der Aminosäuren.

Aminosäuren müssen zunächst in proteinogene, also proteinbildende, und nicht-proteinogene Aminosäuren unterschieden werden. Es gibt mehrere hundert Aminosäuren, aber nur 20 oder 21 (je nach Zählart wird die semiessentielle Aminosäure Selenocystein manchmal hinzugefügt) gelten als *proteinogen*. Das heißt, sie können als Bausteine von Proteinen fungieren.

Bekannte Beispiele für *nicht-proteinogene* Aminosäuren wären GABA, ß-Alanin oder Citrullin, die allesamt Sportlern vielleicht schon einmal als Supplement begegnet sind. – Diese haben verschiedene Funktionen im Körper, sind jedoch keine Puzzleteilchen des (Muskel-)Proteins. Von den proteinogenen Aminosäuren sind acht bzw. neun essentiell (Histidin wird in der neueren Literatur dazugezählt).

Die *biologische Wertigkeit* macht eine Aussage über die Verteilung der essentiellen Aminosäuren. Ohne die Ermittlung des Wertes bis ins kleinste Detail darzustellen, merken wir uns nur, dass Vollei (also Eiklar und Eigelb) einen Wert von 100 hat. Dies ist wie ein Relativwert zu verstehen oder anders ausgedrückt: Es ist nur eine Orientierung.

Allerdings ist es bereits eine relativ gute, denn als einzelnes Lebensmittel - wie Otto Normalverbraucher es verstehen würden - hat Vollei (also Eiklar und Eigelb) den höchsten Wert. Kraftsportler und Bodybuilder sind dagegen (ab sofort) klüger und wissen, dass auch ein Whey-Protein gemäß Nahrungsergänzungsmittelverordnung (NemV) ein Lebensmittel ist. Dieses hat die biologische Wertigkeit von 104, also eine vier Prozent höhere als Vollei.

Das bedeutet jedoch nicht, dass aus 100 Gramm Protein aus Eiern (Achtung: Dies ist nicht gleichzusetzen mit 100 Gramm Vollei! Dieses enthält auch Fette, Wasser etc.) auch 100 Gramm Muskelmasse direkt aufgebaut werden könnten. Pi mal Daumen kann man von theoretisch ca. $^1/_3$ ausgehen (also 33 Gramm Muskelmasse), wenn die Aminosäuren zu 100 % in Muskelmasse umgewandelt werden würden, was in der Praxis natürlich nicht geschieht.

Der Aminosäurepool

Auch wenn die Verdauung noch weiter unten detaillierter thematisiert werden soll, ein kleiner Einschub an dieser Stelle: Proteine und Aminosäuren gelangen niemals direkt an den Ort, wo wir sie gerne hätten. Über die Verdauung führt der Weg zunächst in die Leber, wo diese die Aminosäuren entweder selbst weiterverarbeitet oder ans Blut und damit den Aminosäurepool des Körpers abgibt. Es gibt drei Möglichkeiten, was mit den Aminosäuren im Folgenden geschieht: Einbau in Struktur- und Gewebeprotein zur Erneuerung (nicht nur Muskelmasse),
Katabolismus (Abbau der Aminosäure zur Energiegewinnung), Anabolismus (Synthese von stickstoffhaltigen Verbindungen wie Kreatin oder Adrenalin).

Da lediglich 0,05 % der im Körper vorkommenden Aminosäuren auch in freier Form vorliegen, finden ständig drei wichtige Aminosäurenstoffwechselprozesse statt:

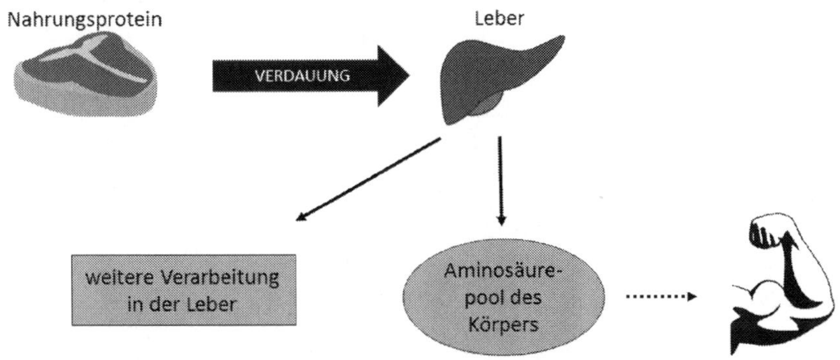

Transaminierung: Die Aminogruppe wird abgespalten und zur Herstellung neuer Aminosäuren verwendet. Auf diese Weise kann der Körper nicht-essentielle Aminosäuren selbstständig herstellen.
Streng genommen ist dieser Vorgang sogar – mit Ausnahme von Lysin und Threonin – für die essentiellen Aminosäuren reversibel, weshalb einige Autoren lediglich diese beiden Aminosäuren als tatsächlich essentiell bezeichnen.

Desaminierung: Die Aminogruppe wird abgespalten. Der Rest der Aminosäure verbleibt in der Zelle und könnte später wieder mithilfe der Transaminierung zu einer Aminosäure umgewandelt werden. Die Aminogruppe wäre in der freien Form jedoch ein starkes Zellgift und wird zunächst in der Leber zu Harnstoff abgebaut, sodass es dorthin transportiert werden muss. In den Nieren wird der Harnstoff erst im Anschluss gefiltert.

Der Transport zur Leber geschieht, indem die Zellen aus der Aminogruppe entweder Glutamin oder Alanin (Letzteres trifft nur auf die Muskelzellen zu) bilden und diese ins Blut abgeben. Aus diesem Grund weisen diese beiden Aminosäuren einen relativ hohen Anteil im Blut auf. Es sind Transportmöglichkeiten des Körpers beim Abbau von Stickstoff.

Decarboxylierung: Entfernung der Carboxygruppe und Freisetzung als $CO2$ und Bildung von Aminen, die beispielsweise als Grundlage von Gewebehormonen oder Enzymen dienen können

Was bedeutet es also, wenn man feststellt, dass eine Proteinquelle einen geringeren Wert als 100 aufweist? Dies lässt sich gut mithilfe des *Liebigschen Fasses* erklären:

Die einzelnen Fassdauben, wie die Fassbretter korrekt bezeichnet werden, stehen für die essentiellen Aminosäuren bzw. für den jeweiligen Anteil. Der Aufbau des Proteins (= Flüssigkeit im Fass) ist nun lediglich bis zu dem Punkt möglich, zu dem die kürzeste Daube reicht. Wir können uns also bereits vorstellen, dass einfach die kürzeste Daube verlängert werden müsste, damit das Fass höher wird und mehr Protein aufgebaut werden kann.

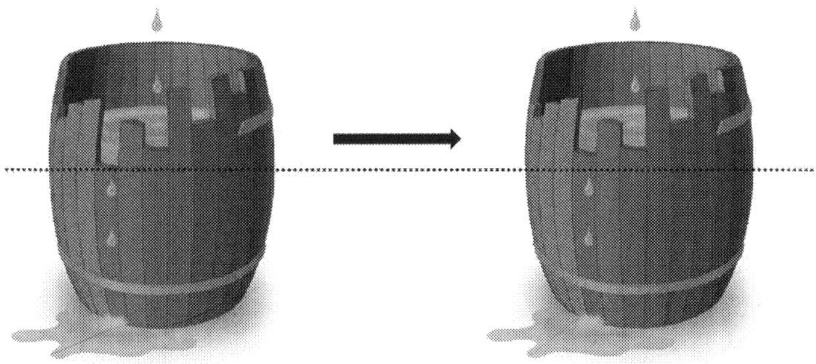

Liebigsches Fass: Erhöhung der kürzesten Daube lässt mehr Wasser ins Fass. Die biologische Wertigkeit wird nur durch Veränderung der am wenigsten vorhandenen essentiellen Aminosäure erhöht.

Der Wert 100 bedeutet nicht, dass das Fass bis obenhin geschlossen wäre, wie die Grafik zeigt. Da das Minimum bei Whey-Protein mit einem Wert von 104 um 4 % höher läge, müsste lediglich die kürzeste Daube um 4 % verlängert werden. Eine Aussage über die restlichen (bereits längeren Dauben) wird jedoch nicht getroffen!

Aus diesem Grund können durch Lebensmittelkombinationen Werte von über 100 erreicht werden. Die höchste biologische Wertigkeit, die durch die Kombination natürlicher Lebensmittel erreicht werden kann, erzielt der Kartoffel-Ei-Mix. Für zwei Eier bräuchte man gut 1,5 Kilogramm Kartoffeln, um den Wert von 136 zu erreichen, da Kartoffeln einen relativ geringen Proteinanteil aufweisen.

So weit zur Theorie.

Für die Praxis sollte dies in erster Linie als Hinweis verstanden werden, dass verschiedene Proteinquellen über den Tag konsumiert werden sollten.

1,5 Gramm Protein je Kilogramm Körpergewicht aus drei verschiedenen Proteinquellen sind also zielführender als zwei Gramm Protein je Kilogramm Körpergewicht aus nur einer Quelle. Dabei sollten wir aber auch nie vergessen, dass unser Körper mithilfe von Recycling von Zellen und Umwandlung von Aminosäuren ziemlich gut seinen jeweils aktuellen Bedarf decken kann. Dennoch sind all diese Umwandlungsprozesse (in ihrer Summe) sehr energieaufwendig.

Vereinfacht ausgedrückt ist das (mit) ein Grund, warum im Rahmen von Diäten eine gezielt erhöhte Proteinzufuhr sinnvoll sein kann, um den täglichen Verbrauch zu steigern. – Die meisten Kraftsportler und Bodybuilder führen allerdings bereits proteinreiche Diäten durch. Niemand soll auf die Idee kommen, seinen Energiebedarf plötzlich dauerhaft nur noch über Protein zu decken.

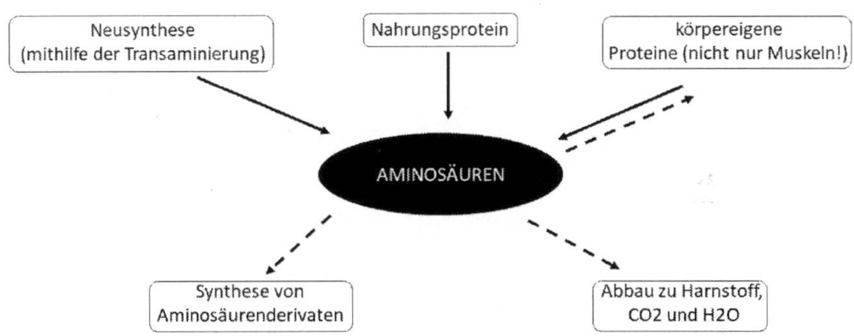

Quellen und Abbauwege von Aminosäuren nach Königshoff und Brandenburger

Bevor wir das Ganze am Ende zusammenfassen, schauen wir uns die weiteren Energieträger an.

Fett

Ein weiterer essentieller Nährstoff, den wir uns in ausreichendem Maß zuführen müssen, ist Fett – oder besser gesagt: Fettsäuren. Diese sind jeweils zu dritt an ein Glycerinmolekül gebunden, wobei die Kombinationen vielfältig sein können:

Neben gesättigten und (mehrfach und einfach) ungesättigten Fettsäuren unterscheiden sich Fettsäuren noch nach der Länge. Bringen wir etwas Ordnung in die Einteilung, die gar nicht so kompliziert ist, wie es auf den ersten Blick erscheinen mag.

Generell kann jede Fettsäure als eine Kette von Kohlenstoffatomen (C-Atomen) verstanden werden, an deren Ende eine COOH-Gruppe (die Carboxy- oder auch Carbonsäuregruppe) hängt. Je mehr C-Atome miteinander verbunden sind, desto langkettiger ist die Fettsäure; eigentlich ganz simpel.

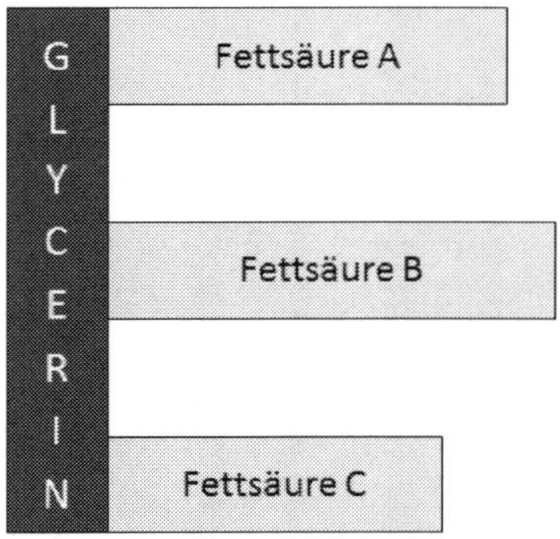

Die drei Fettsäuren an einem Glycerinmolekül können unterschiedlich lang sein.

Das ist auch der Grund, warum kurzkettige oder mittelkettige Fettsäuren weniger Energie liefern, also weniger Kalorien haben als langkettige Fettsäuren: Im Rahmen der Verstoffwechselung werden die Kohlenstoffatome stückweise abgetrennt und über viele Schritte letztendlich zur Energiegewinnung genutzt. Je länger die Kohlenstoffkette ist, desto häufiger kann die Energiegewinnung vollzogen werden.

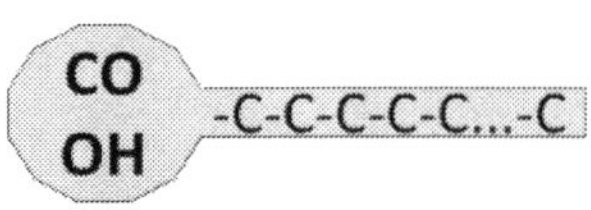

Aufbau einer Fettsäure

In der Praxis unterscheidet man zwischen:

- bis zu zehn C-Atomen: kurzkettige Fettsäuren, die nur zu einem sehr geringen Teil in der Nahrung vorkommen (zum Teil in Milch)
- zehn bis 14 (manche Quellen bis 16) C-Atomen: mittelkettige Fettsäuren (auch MCT-Fette genannt), die in der Leber sofort verarbeitet, nicht als Körperfett gespeichert werden (zum Teil in Kokosfett)
- längere Ketten: langkettige Fettsäuren, die in unseren Lebensmitteln die größte Rolle spielen

Generell ist das lange Zeit verteufelte Fett nicht nur eine gute Möglichkeit, um Energie im Körper zu speichern, sondern erfüllt auch so einige wichtige Aufgaben.

Fett ist essentiell für die Hormonproduktion und die Aufnahme fettlöslicher Vitamine. Einige Fettsäuren werden für die Zellproduktion benötigt, wie wir bereits feststellten.

Dies ist nur ein Auszug aller Funktionen, die das Fett in unserem Organismus bekleidet. Ein erwachsener Mensch sollte eine Menge von 30 Gramm Fett pro Tag nicht unterschreiten – es handelt sich hierbei ausdrücklich um den unteren Grenzwert, der auch nur temporär im Rahmen einer Diät und in Verbindung mit einer vitalstoffreichen Ernährung gelten sollte!

Während der Körper bei einem Kalorienüberschuss generell dazu in der Lage ist, Fettsäuren aus Kohlenhydraten selbst herzustellen (De-novo-Synthese), gibt es zwei essentielle Fettsäuren, die wir über unsere Nahrung zuführen müssen: Linolsäure und Linolensäure. In beiden Fällen handelt es sich um (mehrfach) ungesättigte Fettsäuren.

Wir lernten bereits, dass an jede Carbonsäuregruppe eine Reihe von Kohlenstoffatomen gebunden ist. Kohlenstoff besitzt vier Elektronen auf der Außenschale, also vier Ansatzpunkte, über die es sich mit anderen Molekülen verbinden kann. Bei der Bildung der Molekülkette wird jeweils ein Kohlenstoffatom für die rechts und links benachbarten Kohlenstoffatome benötigt. Bleiben also noch zwei weitere Elektronen übrig. An diese packt sich das Kohlenstoffatom jeweils ein Wasserstoffatom und ist damit „satt".

Was geschieht mit uns häufig, wenn wir satt sind? Wir werden träge. Und ähnlich ergeht es Molekülen auch: Sind diese gesättigt, das heißt, sie konnten alle Elektronen der Außenschale in irgendeiner Form verbinden, werden sie in der Folge weniger reaktionsfreudig.

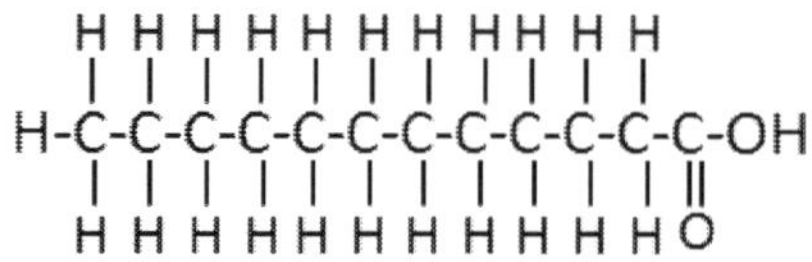

Gesättigte Fettsäure mit Carbongruppe am rechten Ende

Eine gesättigte Fettsäure hat also an jedes Kohlenstoffatom zwei „Kohlenstoffnachbarn“ und zwei „Wasserstoffnachbarn“ gebunden. Ausnahmen sind natürlich der Anfang (das Kohlenstoffatom der Carbonsäuregruppe) und das Ende, an dem drei statt zwei Wasserstoffatome am C-Atom gebunden sind.

Diese gesättigten Ketten sind relativ geradlinig und fest. Das können wir in der Realität sogar sehen und anfassen: Butter, Speckschwarte usw. weisen schnittfeste Strukturen auf. Anders sieht es dagegen bei ungesättigten Fettsäuren aus: Hier gehen zwei benachbarte Kohlenstoffatome eine Doppelbindung ein und sind somit jeweils nur an ein Wasserstoffatom geknüpft. Je nach Fettsäure können eine (einfach ungesättigt) oder zwei bis vier (mehrfach ungesättigt) solcher Doppelbindungen vorhanden sein.

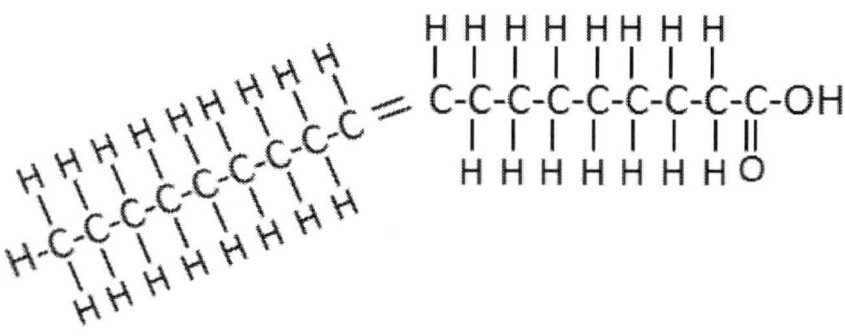

Die einfach ungesättigte Fettsäure Ölsäure ist an ihrer Doppelbindung geknickt. (In Wirklichkeit verbiegt sich die Fettsäure noch ein wenig mehr, aber zur systematischen Unterscheidung genügt diese Darstellung.)

Jede der Doppelbindungen ist dabei wie ein Knick zu verstehen, sodass das jeweilige Nahrungsfett auch eine deutlich weichere Struktur aufweist oder sogar flüssig ist, wie es bei pflanzlichen Fetten häufig der Fall ist. Je nachdem, wo die vom letzten Kohlenstoffatom (dem Omega-C-Atom, da Omega der letzte Buchstabe im griechischen Alphabet ist) gesehen erste Doppelbindung liegt, ist die Rede von

Omega-3-, Omega-6- und Omega-9-Fettsäuren, wobei lediglich die ersten beiden Vertreter explizit immer wieder thematisiert werden.

Unser Ölsäurebeispiel wäre ein Vertreter der Omega-9-Fettsäuren, da vom äußersten linken C-Atom (das Omega-C-Atom) insgesamt neun C-Atome aneinandergereiht sind, bis es zur ersten (und hier einzigen) Doppelbindung kommt. Und nun sind wir wieder bei den angesprochenen essentiellen Fettsäuren Linol- und Linolensäure angelangt. Erstgenannte ist eine Omega-6-Fettsäure, während Linolensäure eine Omega-3-Fettsäure darstellt. Es sind zwei insbesondere für das Herz-Kreislauf-System äußerst wichtige Stoffe, die dem Körper über geeignete Lebensmittel (z. B. fetter Fisch) oder entsprechende Nahrungsergänzungsmittel zugeführt werden müssen.

Wirklich essentiell werden diese Fettsäuren jedoch aufgrund ihrer Doppelbindung an neunter Stelle. Diese benötigt der Körper, um Zellmembranen aufbauen zu können.

Weitere Fettsäuren, die an der neunten Stelle eine Doppelbindung haben, sind Ölsäure und Arachidonsäure. Diese können jedoch aus Stearinsäure bzw. Linolensäure durch den Körper selbst synthetisiert werden.

Omega-6- und Omega-3-Fettsäuren sind ein wenig wie Ying und Yang zu verstehen. Ein ausgewogenes Verhältnis zwischen beiden Fetten ist wichtig und keines von beiden ist per se als „schlecht" zu bezeichnen. Diesen Ruf haben nämlich inzwischen die Omega-6-Fettsäuren in einigen Kreisen:

In unserer westlichen Ernährung nehmen wir in der Regel eine hohe Anzahl an Omega-6-Fettsäuren über die Nahrung auf. Diese werden vom Körper unter anderem für Entzündungsprozesse verwendet. Entzündungen sind generell besser als ihr Ruf: Wenn wir uns beispielsweise einen Kratzer in der Haut zuziehen, sorgt die temporäre und punktuelle Entzündung für eine vorrangige Nährstoffversorgung an der entsprechenden Stelle. Der Heilungsprozess wird somit optimiert.

Wenn die Heilung beendet ist, muss der Körper jedoch wieder den „Ausschalter" betätigen, also entzündungshemmende Signale senden. Hierfür benötigt er Omega-3-Fettsäuren.

Ist das Gleichgewicht der Omega-6- und Omega-3-Fettsäuren gestört, führt dies entsprechend zu Problemen und der Körper wird im schlimmsten Fall zu einem Sammelsurium an ungewollten Entzündungen. Die einfachste Möglichkeit, sich dagegen zu schützen, liegt aber – wie so oft – in einer ausgewogenen Ernährung, genügend Bewegung, ausreichendem Schlaf und der Vermeidung von unnötigem Stress.

Erwachsene sollten gemäß Literatur täglich etwa 5,5 Gramm essentielle Fettsäuren zu sich nehmen. Wir benötigen also keine Unmengen davon und vor allem Omega-6-Fettsäuren führen wir uns in der Regel im Rahmen der westlichen Ernährung ausreichend zu.

Die 30-Gramm-Fettuntergrenze wurde bereits angesprochen. Dennoch würde eine dauerhafte so geringe Fettzufuhr beispielsweise zu einer verschlechterten Testosteronproduktion führen, sodass für die Praxis höhere Werte sinnvoller sind: 50 (für Frauen), 80 (für Männer) Gramm stellen dagegen eine gute Grundlage dar, die darüber hinaus eine reichhaltigere und vielseitigere Lebensmittelauswahl ermöglicht; gern bis zu 80 (Frauen) bzw. 100 Gramm Fett, wenn dies die Kalorienbilanz, die letztendlich über die Entwicklung unseres Körpergewichts (in beide Richtungen) entscheidet, erlaubt – wohlgemerkt als durchschnittliche tägliche Mindestmenge!

Wer dagegen einen (sehr) hohen Körperfettanteil aufweist und Probleme mit der Kohlenhydratverstoffwechselung hat, könnte von einem deutlich höheren Anteil an Fett bei gleichzeitiger Reduzierung der Kohlenhydrate in der Makronährstoffzusammenstellung profitieren. Dies stellt stets eine Einzelfallentscheidung dar, sodass eine allgemeingültige Antwort auf die Frage, ob Low Carb oder Low Fat besser wäre, nicht pauschal gegeben werden kann.

Generell gilt: Je geringer der Körperfettanteil und je höher die (sportliche) Aktivität, desto mehr Kohlenhydrate können über die Nahrung zugeführt werden.

Dies hängt vor allem mit der Speicherkapazität für Kohlenhydrate sowie dem Hormonhaushalt zusammen, den wir noch kennenlernen.

Kohlenhydrate

So wie sich alle Proteine aus den genannten proteinogenen Aminosäuren zusammensetzen, bestehen die Nahrungskohlenhydrate aus den

Monosacchariden (= Einfachzuckern) Glukose (auch Traubenzucker oder Dextrose genannt), Fruktose und Galaktose, wobei die beiden Letztgenannten in der Leber ebenfalls zu Glukose umgewandelt werden können.

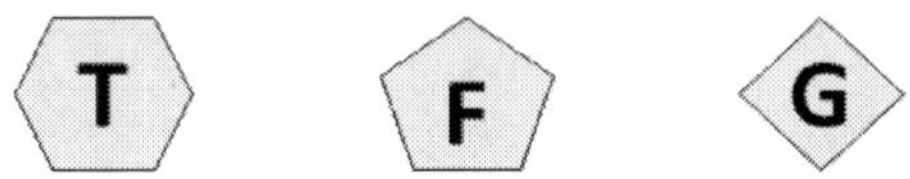

Traubenzucker (Glukose), Fruktose und Galaktose

Die gesamte Diskussion über Vor- und Nachteile von lang- und kurzkettigen Kohlenhydraten ist für gesunde Menschen, die über eine funktionierende Bauchspeicheldrüse verfügen, eher nebensächlich, da die Aufnahme im Körper immer in Form der dargestellten Monosaccharide erfolgt, wie im Laufe des Buches noch detaillierter thematisiert wird.

Deutlich mehr Beachtung sollte man den folgenden drei Punkten schenken:

- Ballaststoffe
- FODMAPs (Noch nie gehört? Keine Sorge, wir kommen gleich noch darauf zurück!)
- Mikronährstoffzufuhr

Das Thema Kohlenhydrate und Insulin wird zu einem späteren Zeitpunkt im Zusammenhang mit der PWO-Ernährung (PWO = Post Workout, also Ernährung nach dem Training) noch genauer besprochen. Kommen wir zunächst zu unseren Stichworten.

Als **Ballaststoffe** werden Kohlenhydratstrukturen bezeichnet, die im Rahmen der Verdauung nicht im Dünndarm vom Körper aufgenommen werden (können) und bis in den Dickdarm gelangen. – Den genauen Ablauf schauen wir uns noch an.

Diese unverdaulichen Nahrungsbestandteile liefern dem Körper keine direkte Energie, sind jedoch für die Darmgesundheit von großer Wichtigkeit. Ballaststoffe werden in wasserlöslich und wasserunlöslich unterschieden. Wasserunlösliche Ballaststoffe erhalten ihre Struktur, können im Dickdarm Wasser binden und somit bis auf die 100-fache Größe aufquellen. Dies wirkt sich wiederum positiv auf den Stuhlgang aus.

Die Ballaststoffe passieren den Dünndarm unverarbeitet und werden erst im Dickdarm von Bakterien teilweise zersetzt. Dabei entstehen kurzkettige Fettsäuren, die in erster Linie durch den Darm zur Energiegewinnung herangezogen werden und auf diese Weise auch Teil der Kalorienbilanz sind. Aus diesem Grund weisen Ballaststoffe knapp 2 bis 3 kcal je Gramm auf. Im Rahmen eines normalen Verzehrs können diese in der Praxis jedoch vernachlässigt werden.

Spürbareren Einfluss können dagegen **FODMAPs** ausüben. FODMAP (*fermentable oligo-, di- and monosaccharides and polyols)* steht für fermentierbare Oligo-, Di- und Monosaccharide sowie Polyole. Das klingt erst mal einschüchternd. Vereinfacht gesagt handelt es sich um Kohlenhydrate, die im Dünndarm nicht oder nur sehr unvollständig verdaut und im Dickdarm dann fermentiert, also mithilfe von Darmbakterien vergärt werden. Typische Beispiele aus unserer täglichen Ernährung: (unverdaute) Laktose, Fruktose und mehrwertige Alkohole, wie Sorbitol oder Isomalt, die sehr oft als Süßstoff in Light-Produkten zum Einsatz kommen.

Jeder Mensch reagiert anders auf FODMAPs. Die Fähigkeit zur beschwerdefreien Verdauung ist von vielen Faktoren abhängig, wie beispielsweise der enzymatischen Arbeit, die der Dünndarm im Vorfeld leistet. Wird im Dünndarm das laktosespaltende Enzym Laktase nicht oder nicht in ausreichender Menge produziert, muss die Hauptarbeit den Dickdarmbakterien überlassen werden. Die daraus folgenden Gärprozesse können mit Blähungen, Durchfall, Bauchschmerzen und Unwohlsein verbunden sein – die Laktoseintoleranz eben.

Eine FODMAP-arme Ernährung kann einen ersten Therapieversuch darstellen, wenn oben genannte Beschwerden häufig auftreten. Sie impliziert die Streichung von Milchprodukten, Obst und Gemüse mit hohem Fruktosegehalt, Honig, Grieß, FODMAP-reichen Süßstoffen usw. Das Internet hält entsprechende Listen bereit.

Das Problem: Die aktuell sehr salonfähige radikale Ernährungsumstellung (Paleo, Vegan, Rohkost usw.) ist stets mit dem Ausschluss eines umfangreichen Lebensmittelpools verbunden. Wenn zufällig das problematische Lebensmittel mit dem entsprechenden FODMAP dabei ist, sorgt dies zwangsläufig für eine schnelle Besserung von Verdauungsproblemen. Der Betroffene hat aber oftmals nicht die eigentliche Ursache bzw. den tatsächlich für ihn problematischen Nahrungsbestandteil erkannt. In der Folge werden Ernährungsformen mit religiösem Eifer glorifiziert und (wir alle kennen diese Zeitgenossen) im schlimmsten Fall propagiert sowie die Lebensmittelauswahl (und mit ihr die Lebensqualität) unnötigerweise eingeschränkt.

Eine seriöse Empfehlung besteht darin, durchaus ein wenig zu experimentieren bzw. seine Ernährung und die eigene Reaktion zu protokollieren. Durch die schrittweise Entfernung von FODMAP-Lebensmitteln aus dem täglichen Speiseplan kann – mit ein wenig Geduld – der potentiell Schuldige ausfindig gemacht werden. Möglicherweise genügt bereits die Einschränkung bzw. Vermeidung eines spezifischen Lebensmittels und nicht ganzer Lebensmittelgruppen. Kommen wir damit zurück zur Nährstoffzusammenstellung:

Wie viele Kohlenhydrate sollten es sein? Schauen wir uns die einzelnen, gängigen Grenzwerte nacheinander an:

Kohlenhydrate sind im Gegensatz zu bestimmten Aminosäuren und einigen Fetten nicht essentiell, müssten also nicht über die Ernährung zugeführt werden. Der menschliche Körper ist in der Lage, sie bei Bedarf selbst herzustellen. Dennoch werden Kohlenhydrate in Teilen der Literatur oftmals als *semi-essentiell* bezeichnet, denn selbst bei einer vollständigen Umstellung auf die sogenannte Ketose (vereinfacht gesagt: die Erzeugung von Energie aus Ketonkörpern) ist ein Teil des Körpers noch immer auf eine geringe Menge an Kohlenhydraten angewiesen, wie wir im Zusammenhang mit den Mitochondrien bereits feststellen konnten. Diese Kohlenhydrate müssen nur nicht zwangsläufig über die Nahrung zugeführt werden.

Die niedrigste aller jemals geläufig gewordenen Grenzen liegt bei **30 Gramm** Kohlenhydraten pro Tag, eine verschwindend geringe Menge, die nicht viel mehr als den Konsum eines Glases voll Milch zulässt. Diese Beschränkung ist vor allem aus der Atkins-Diät bekannt, findet aber auch in anderen No-Carb-Diäten Anwendung. Warum gerade 30 Gramm? Der Körper und nach einer gewissen Umstellungsphase zum Großteil auch das Gehirn können Ketonkörper (auch in der Schreibweise „Ketokörper“ bekannt) als Energieträger nutzen. Es handelt sich um spezielle Moleküle, die der Körper über Umwege aus Fettsäuren selbst herstellt. Während beispielsweise das Herz sogar Ketonkörper als Energieträger den Kohlenhydraten gegenüber bevorzugt, benötigt das Gehirn eine gewisse Umstellungsphase, was in der Anfangsphase der Low-Carb-Umstellung häufig zu Kopfschmerzen führt.

Nach dieser Umstellungsphase benötigt der Körper (vor allem die Blutkörperchen, zum Teil aber auch das Gehirn) allerdings immer noch einige Gramm Kohlenhydrate pro Tag zur Energiegewinnung. Werden die Kohlenhydrate dem Körper nicht ausreichend zugeführt, synthetisiert der Körper aus Laktat,

Glycerin und glykogenen Aminosäuren neue Kohlenhydrate. Dies nennt sich Glukoneogenese (also Kohlenhydratproduktion aus anderen Stoffen). Wenn diese Produktion zu stark abläuft, werden schließlich Ketonkörper gebildet. Die Grenze von 30 Gramm Kohlenhydraten ist so gering, dass so viele Kohlenhydrate synthetisiert werden, dass ein Übermaß an Ketonkörpern produziert wird, die schließlich über den Urin messbar sind. In der Praxis stellen auch **50 Gramm** Kohlenhydrate pro Tag eine Grenze dar, die zu einer messbaren Ketose führen.

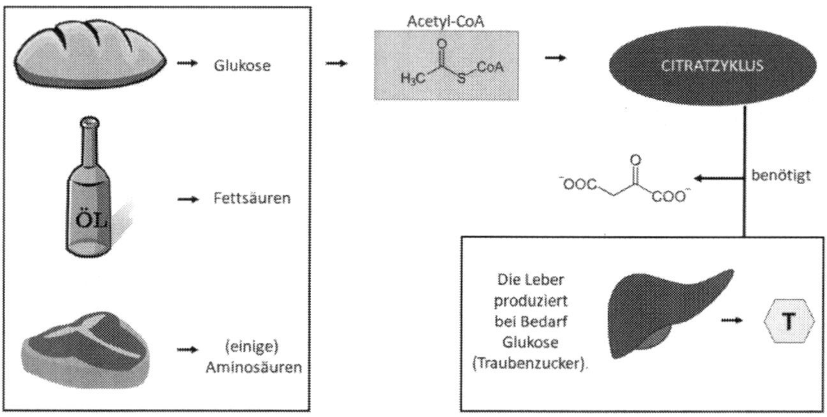

Für diejenigen, die es genauer wissen wollen, eine kleine biochemische Erläuterung: Die Produktion von Ketonkörpern basiert auf zwei verschiedenen Stoffwechselvorgängen, die beide Oxalacetat benötigen. Die eigentliche Energiegewinnung findet im Rahmen des Citratzyklus statt. Kohlenhydrate (symbolisiert durch das Brot), Fett (symbolisiert durch das Öl) und einige Aminosäuren (symbolisiert durch das Fleisch) werden allesamt in Acetyl-CoA umgewandelt, damit diese im Citratzyklus verstoffwechselt werden können (einige Aminosäuren können dem Zyklus auch direkt zugeführt werden).

Für den gesamten Prozess der Energiegewinnung wird Oxalacetat benötigt. Auf der anderen Seite produziert die Leber, wenn wir zu wenig Kohlenhydrate zu uns nehmen, selbstständig Traubenzucker (dazu später mehr). Auch hierfür wird Oxalacetat benötigt.

Da die Kohlenhydratproduktion bei Bedarf Vorrang hat, kommt es zu einem Überschuss an Acetyl-CoA, den die Leber schließlich zu den genannten Ketonkörpern abbaut.

Darüber hinaus gibt es einen Großverbraucher im Körper, der unter normalen Umständen deutlich mehr Kohlenhydrate jeden Tag verbraucht, einen echten Gierschlund, den ihr hoffentlich auch im Augenblick nutzt: Das menschliche Gehirn verbraucht jeden Tag ca. **120 Gramm** Kohlenhydrate, unabhängig von der Intelligenz. Diese Grenze gilt also sowohl für Officer Doofy, wie auch für Albert Einstein – und unser Gehirn kennt keine Freunde: Die Kohlenhydrate werden vom Blutzucker abgezogen, auch wenn sich die Speicher der Leber kontinuierlich leeren.

Da wir bei einem dauerhaft zu niedrigen Blutzucker kurz gesagt sterben würden, produziert unsere Leber entsprechend selbst Kohlenhydrate, wenn diese nicht über die Nahrung zugeführt werden und die Speicher leer sind. Für sportlich aktive Menschen, die abnehmen wollen, wäre also auch die Low-Carb-Grenze von 120 Gramm Kohlenhydraten am Tag in der Regel bereits recht niedrig angesetzt.

Unter normalen Umständen verbraucht der menschliche Körper sogar jeden Tag ca. **150 Gramm** Kohlenhydrate (120 Gramm für das Gehirn, 30 Gramm für Blutkörperchen und Nerven), ohne auch nur einmal mit der Wimper zu zucken oder den kleinen Finger zu rühren.

Doch bis zu welcher täglichen Kohlenhydratzufuhr können wir noch guten Gewissens von Low Carb sprechen?

Bedenkt man, dass geläufige Ernährungsempfehlungen Kohlenhydrate als Hauptenergieträger empfehlen und somit selbst bei einer Zufuhr von kaum 2.000 kcal, die ein sporttreibender Mann in der Regel leicht überschreitet, mehr als 250 Gramm Kohlenhydrate tagtäglich gegessen werden müssten, würde ich die absolute kohlenhydratreduzierte Grenze mit **200 Gramm** vorschlagen.

In Verbindung mit entsprechendem Nährstofftiming (hierzu wieder später mehr) ist diese Menge absolut ausreichend, um die Kohlenhydratspeicher der Muskulatur, die weitaus mehr als die der Leber speichern und deren Kapazität mit dem Aufbau zusätzlicher Muskelmasse wachsen kann, auch nach harten Trainingseinheiten wieder zu füllen und gleichzeitig die Fettverbrennung anzukurbeln.

Unter Beachtung der Kalorienbilanz stellen 200 Gramm Kohlenhydrate eine sinnvolle Grenze für gesunde und aktive Menschen dar, die die inzwischen häufig diskutierten gesundheitlichen Nachteile einer zu hohen Kohlenhydratzufuhr vermeiden wollen.

Wie bereits angeführt: Je aktiver der Einzelne ist oder je geringer der Körperfettanteil, desto höher kann diese Grenze dann gesetzt werden. Wichtiger als die Länge der Kohlenhydratketten ist dagegen der Anteil an Mikronährstoffen.

KH-Grenze	Bedeutung
30 Gramm	Minimummenge, die Blutkörper und Nervensystem zum Überleben benötigen
50 Gramm	Grenzwert, der bei den meisten Menschen immer noch zu einer messbaren Ketose führen wird
100 Gramm	Durchschnittlicher Speicherplatz der Leber (kann individuell höher oder niedriger liegen)
120–130 Gramm	Täglicher Verbrauch des Gehirns und grob die maximale Menge, die die Leber täglich produziert
150 Gramm	Vollständige Versorgung von Gehirn, Blutkörperchen und Nervensystem
200 Gramm	Praktisch sinnvoll die niedrigste Grenze bei gesunden Menschen
+ 200 Gramm	Geeignete Menge für Personen mit niedrigem Körperfettanteil und/oder hoher körperlicher Aktivität, insbesondere intensivem Training

Mikronährstoffe

Das Themenfeld der Mikronährstoffe ist ein weites. Neben Vitaminen und Mineralstoffen treten Vitaminoide als dritte Gruppe in den letzten Jahren verstärkt in den Fokus und auch sekundäre Pflanzenstoffe, die wir nicht weiter ansprechen, werden immer wieder als wichtige Punkte angeführt.

Bei Vitaminoiden handelt es sich um Stoffe, die ähnliche Aufgaben wie Vitamine übernehmen und für den Körper von großer Bedeutung sind. Bekannte Beispiele wären L-Carnitin (für die Fettverstoffwechselung notwendig) oder Creatin, das wir im Zusammenhang mit der Energiegewinnung beim Training noch genauer betrachten werden. Vitaminoide können allesamt vom Körper selbst hergestellt werden. Es kann jedoch sein, dass die Produktion unter bestimmten Umständen zu gering ausfällt.

Was Vitamine und Mineralstoffe angeht, gibt man als Einnahmeempfehlung Werte an, die die Versorgung von 95 % der Bevölkerung sicherstellen sollen. Statistisch betrachtet gibt es immer extreme Ausreißer, die mithilfe allgemeiner Empfehlungen nicht berücksichtigt werden können. Das ist auch durchaus eine seriöse Entscheidung, die weder diskriminierend noch fahrlässig gegenüber Ausgeschlossenen zu verstehen ist.

Bezogen auf Mikronährstoff X stellt die Befolgung der Mengenempfehlungen mit 95%iger Wahrscheinlichkeit eine ausreichende Versorgung sicher. Rein mathematisch liegt die Wahrscheinlichkeit, zu den 95 % Angesprochenen zu zählen, bei fünf verschiedenen Mikronährstoffen dagegen bereits bei $(0{,}95)^5$, also knapp 77 %. Bei 13 Vitaminen sinkt die Wahrscheinlichkeit auf magere 51 %, ohne Mineralstoffe zu berücksichtigen.

Zugegeben, das ist eine kleine Spielerei, die voraussetzen würde, dass der Mehrbedarf an Mikronährstoffen zufällig verteilt wäre. In Wirklichkeit ist es jedoch vielmehr so, dass Personen, die einen erhöhten Bedarf an Nährstoff X aufweisen, meist auch einen Mehrbedarf an weiteren Nährstoffen beanspruchen. Wie immer im Leben gibt es auch hier nicht nur Schwarz und Weiß, sondern viele Graustufen zwischen den beiden Extremen *optimale Versorgung* und *absoluter Mangel,* bei dem Skorbut zum Ausfall der Zähne führt. Die Anzeichen eines Mangels sind oftmals sehr diffus und können ebenso durch mentalen Stress, zu wenig Erholung oder einfach nur ein schlechtes Horoskop ausgelöst worden sein:

Müdigkeit, Abgeschlagenheit, schlechte Haut, verringerte Regeneration, Verdauungsprobleme, verschlechterter Fettabbau und, und, und (oder anders gesagt: alles, was Dr. Google zur Krebsdiagnose anregen würde, also alles ...) ... die Liste kann tatsächlich nur durch die Fantasie abgeschlossen werden und die Ursachen sind dummerweise selten isoliert zu ermitteln.

Eine einfache Lösung für die Praxis, um eine gute und umfassende Mikronährstoffversorgung sicherzustellen, ist die 5-4-3-2-1-Regel, die ich im Rahmen meiner Artikel immer wieder empfehle.

Diese lautet:

5-4-3-2-1-Regel

- Iss **5** verschiedene Pflanzen (Obst, Gemüse, Beeren) pro Woche.
- Iss mindestens **4** Portionen Gemüse oder Beeren pro Tag.
- Das Gemüse sollte **3** verschiedene Farben haben (z. B. weiße Zwiebeln, rote Tomaten und grüne Gurke), jeden Tag.
- Kombiniere möglichst häufig **2** Gemüsesorten pro Mahlzeit.
- Iss jede Woche **1** Gemüse, das du in der letzten Woche nicht gegessen hast. Erweitere deinen Horizont.

Der aufmerksame Biologe wird bemerkt haben, dass Tomaten hier fälschlicherweise zum Gemüse gezählt werden, aber die Regeln orientieren sich in erster Linie an der laienhaften Unterscheidung unseres Alltages. Erdbeeren zählen also auch zu den Beeren, wohingegen wir Kürbisse als Gemüse einordnen, auch wenn wir es natürlich besser wissen.

Getreide wurde an oberster Position bewusst nicht genannt, da in Form von Brot, Müsli und anderen Lebensmitteln davon schnell große Mengen zugeführt werden können, was wiederum möglicherweise das Einhalten von Kohlenhydratgrenzen erschwert. Überdosierungserscheinungen sind dagegen bei einer normalen Ernährung praktisch nicht möglich. Auch Vitaminpräparate sind in der Regel als dauerhafte Ergänzung bedenkenlos, selbst wenn die Dosierungen so manches Mal deutlich über der täglichen Empfehlung liegen (die im Übrigen je nach Land auch unterschiedlich angegeben wird).

Bezüglich des täglichen Bedarfs finden sich viele verschiedene Ansichten in der Literatur wieder. Während einige Autoren davon ausgehen, dass auch sportlich aktive Menschen keine Unterversorgung befürchten müssten, weisen andere auf potentielle Mängel an einzelnen Mikronährstoffen hin. Wieder andere Experten gehen dagegen lediglich bei leistungsorientierten Sportlern mit einem sehr hohen Trainingspensum von einem Mehrbedarf aus.

Eine pauschale Antwort zu geben, ist (leider) aufgrund der Individualität jedes Stoffwechsels schwierig, zumal Lebensgestaltung und -umstände (Trainingspensum, Rauchen, Antibabypille, Stress etc.) den Bedarf nochmals (im Laufe des Lebens) verändern können.

Meine Empfehlung lautet an dieser Stelle lediglich, sich insbesondere mit den Mikronährstoffen Zink, Magnesium, Vitamin D und Iod genauer auseinanderzusetzen. Frauen sollten sich darüber hinaus zu Folsäure und Eisen einlesen. Auf eine allgemeingültige Dosierungsempfehlung verzichte ich an dieser Stelle bewusst.

Was bedeutet das für die Ernährung?

Die dargestellten Punkte sind als unumstößliche Grundlagen jeder zielführenden und gesunden Ernährung zu verstehen. Wie die tägliche Nahrungsaufnahme dabei kontrolliert wird, ist Geschmackssache und jeder sollte ein System finden, mit dem er sich langfristig wohlfühlt. Wer beim Kalorienzählen also großen Stress empfindet, sollte eben besser andere Rechensysteme nutzen (Weight Watchers, Paleo-360-Challenge, SAN Diet).

Wer dagegen möglichst genau die Kontrolle behalten möchte, nutzt FDDB, MyFitnessPAL oder andere internet- oder App-basierte Datenbanken zum einfachen Tracken seiner Kalorien.

Eine Makronährstoffverteilung, die mit dem jeweiligen Ziel (Muskelaufbau, Fettreduzierung etc.) abgestimmt ist, sowie eine ausreichende Mikronährstoffverteilung bilden das Fundament jedes Ernährungsplans.

Gezielte Fastenphasen sollten immer erst den zweiten Schritt darstellen, nachdem die Basics optimiert wurden. Wer seinem Körper nur Mist und davon auch noch deutlich zu viel zuführt, kann so lange außerhalb des Essensfensters fasten, wie er möchte: Es gleicht sich nicht gegenseitig aus und wird über kurz oder lang zu keinen Erfolgen führen. Eine meiner Erfahrung nach sehr praxistaugliche Lösung ist die Implementierung eines täglichen „Ernährungssockels", also eine bestimmte Menge an Lebensmitteln, die bereits eine Vielzahl der hier aufgeführten Punkte abdeckt und täglich gegessen wird. Dieser Sockel könnte sich beispielsweise wie folgt zusammensetzen (Makronährstoffangaben in Gramm):

Lebens-mittel	Menge	Kcal	P	F	KH	Bemerkung
Hafer-flocken	50 g	180	6	3	31	reich an Vitamin B1, Ballaststoffen, Zink und Magnesium
Eier	4 Stück	311	26	22	0	Gute Aminosäuren- und Fettsäurenzusammen-setzung, Phosphor, Vitamine A, B2, B5, B7, B12, D
Mager-quark	250 g	184	35	0	10	Calcium, gute Aminosäurenstruktur
Maca-damia	25 g	197	2	19	3	enthalten Ballaststoffe, wenig Phytinsäure und hauptsächlich einfach ungesättigte Fettsäuren
GESAMT		872	69	44	44	

DIE NÄHRWERTE DER TABELLE sind als Durchschnitts- oder Richtwerte zu verstehen!

Tatsächlich wird man auf jeder Produktverpackung leicht abweichende Angaben finden – die vielzitierten Schwankungen, denen Naturprodukte unterliegen. Insgesamt würde dieser tägliche Sockel schon eine hochwertige Protein- und Fettbasis für die tägliche Ernährung bieten, zudem ein paar Ballaststoffe beinhalten und eine gute Grundlage (!) für die Vitaminversorgung erfüllen, die im zweiten Schritt mithilfe der 5-4-3-2-1-Regel ausgebaut werden kann.

Kurzer Exkurs: Cholesterin

Das Cholesterin in den Eiern, die ich dem Sockel bewusst beigefügt habe, war über viele Jahre verschrien. Generell wird Cholesterin in diesem Buch nicht weiter thematisiert, dennoch soll an dieser Stelle eine kurze Entwarnung gegeben werden:

- Der Einfluss von Nahrungscholesterin auf den körpereigenen Cholesterinspiegel (Cholesterin wird u. a. in der Leber produziert) gilt als sehr gering.
- Cholesterin ist wichtiger Bestandteil der Zellmembranen!
- Cholesterin ist Vorstufe für einige Hormone und Gallensäure, die für die Verdauung von Fett benötigt wird.
- Der Cholesterinspiegel steht in keinem eindeutigen Zusammenhang zu Erkrankungen, auch nicht denen des Herz-Kreislauf-Systems. Diese sind viel öfter Folge von Übergewicht, zu hohem Körperfettanteil und zu geringer Bewegung. Ob der Cholesterinspiegel im Blut bei diesen Menschen besonders hoch liegt, kann nicht pauschal gesagt werden.

Die erweiterte Lebensmittelauswahl – Das 80-20-Prinzip

Wir lernten bis hierhin, dass unsere Proteinquellen hochwertig und Fette nicht böse sind und bei den Kohlenhydraten in erster Linie der Mikronährstoffanteil von Interesse sein sollte und weniger die eigentliche Struktur der Kohlenhydrate (ich erläutere dies noch genauer). Bedeutet das also, dass eine Ernährung für Sportler von völligem Verzicht geprägt sein sollte? Natürlich nicht!

Ganz im Gegenteil führt eine unverhältnismäßige Selbsteinschränkung in der Praxis regelmäßig zu unkontrolliertem Essverhalten – „Binge-Eating“ zu neudeutsch oder, in der „kontrollierten“ Variante, Cheat Days – das Komasaufen der Generation Instafit. Auf jeden Fall ist das kein gesundes Verhältnis zu Genuss oder dem Essen allgemein.

Wer zu oft und auf zu viel verzichtet, entwickelt mittelfristig Gelüste, die entweder in Frust, Phasen des unkontrollierten Essens oder dem gänzlichen Abbruch einer Ernährungsweise ihr Ende nehmen – die typische „Jetzt ist es auch egal“-Haltung, die der eine oder andere vielleicht persönlich kennt. Aus diesem Grund sollte in der täglichen Ernährung auch immer Platz für Lebensmittel sein, die vielleicht nicht unbedingt vernünftig sind, aber unserem Gemüt guttun.

Eine gute Faustformel besteht im 80-20-Prinzip: 80 % der täglich zugeführten Kalorien sollten aus unverarbeiteten, hochwertigen Lebensmitteln stammen.

Die folgende Checkliste identifiziert geeignete Produkte:

- Wurde das Lebensmittel verarbeitet, indem weitere Produkte hinzugefügt wurden, damit man es essen kann?
- Hat das Lebensmittel eine Zutatenliste?
- Falls ja, gibt es Punkte auf der Zutatenliste, die du einzeln nicht im regulären Supermarkt kaufen kannst oder die du gar nicht kennst?
- Bleibt das Lebensmittel bei Zimmertemperatur über Tage hinweg frisch?
- Könntest du das Lebensmittel nicht selbst herstellen?

Wenn eine oder mehrere dieser Fragen mit „Ja" beantwortet werden, ist das als Hinweis zu verstehen, dass das Lebensmittel den 20 % zuzuordnen wäre. – Ausnahmen gibt es natürlich immer, aber diese bestätigen ja bekanntlich die Regel. Lebensmittel, die im Rahmen der Kalorienbilanz sowie der empfohlenen Makronährstoffverteilung unbedenklich gegessen werden können (oder anders gesagt: unsere goldenen 80 %), sind beispielsweise:

Protein	Fett	Kohlenhydrate
• mageres Fleisch jeder Art • Fisch • Meeresfrüchte • Eier • Joghurt • Magerquark • Proteinpulver • Sonstige fettarme Milchprodukte (Skyr etc.)	• geschrotete Leinsamen (Anmerkung: maximal 15 g pro Tag aufgrund der darin enthaltenden Blausäure) • Rapsöl • Butter • Olivenöl • Kokosmilch und -fett • Nüsse und Nussfrüchte • Fischöl • Avocado • Raw Cacao oder dunkle Schokolade	• jegliches Gemüse • Obst • Kartoffeln • Pastinaken • Süßkartoffeln • Hülsenfrüchte • Bohnen • Vollkornbrot • Haferflocken *sonstige Lebensmittel:* • Beeren • Pilze

Beeren und Pilze sind kalorienarm und Lebensmittel mit Mehrwert: Während Beeren diverse sekundäre Pflanzenstoffe und Antioxidantien bieten, sind Pilze, wie Champignons, relativ proteinreich.

Was KH-Quellen wie Quinoa, Grieß, Grünkern, Couscous, Reis, Nudeln und so weiter betrifft, so sollten diese nicht den überwiegenden Teil der Kohlenhydratzufuhr ausmachen. Ausnahmen stellen hier Athleten mit einem hohen Nahrungsbedarf bei gleichzeitig geringem Körperfettanteil dar. Oder anders ausgedrückt: Die Kohlenhydrate der Liste sollten die 200-Gramm-Basis IN DER REGEL zum Großteil darstellen. Alles darüber hinaus kann guten Gewissens auch mit weiteren Kohlenhydratquellen gefüllt werden. Wer dagegen Probleme mit seinem Körperfettanteil hat, dem würde ich zu den gelisteten Nahrungsmitteln raten. Quinoa und Co sind also keinesfalls verboten!

Die aufgeführten Produkte stellen wohlbemerkt den Pool dar, aus dem sich die 80 % der Kalorienzufuhr zusammensetzen sollten. Die verbleibenden 20 % dürfen auch aus Pizza, Eis, Süßigkeiten und Co. bezogen werden. Manch einer empfindet mehr Genuss beim Essen eines großen Tellers Spaghetti mit Tomatensoße, andere bestellen hingegen lieber die Pizza beim Italiener. Erlaubt ist, was gefällt!

In der Praxis lässt sich feststellen, dass zumeist auch eine 70-30-Routine oder noch stärkere Verschiebungen zugunsten der weniger optimalen Lebensmittel zum Erfolg führen können – vorausgesetzt, die Makrovorgaben werden eingehalten und der Mikronährstoffbedarf gedeckt. Fallbeispiele, bei denen dieses sogenannte *If It Fits Your Macros* (IIFYM) erfolgreich angewendet wurde, gibt es inzwischen zur Genüge.

Dennoch ist noch jede Makronährstoffverteilung der Welt auf eine ausreichende Zufuhr von Vitalstoffen angewiesen. Und je mehr der Einzelne vom 80-20-Prinzip abweicht, desto größer ist letztendlich die Gefahr einer unzureichenden Versorgung mit den genannten Mikronährstoffen. Um dieses Kapitel ganz praktisch abzuschließen, zeigt die folgende Tabelle die Berechnung einer Makronährstoffverteilung für eine Beispielperson (25-jähriger Mann, 75 Kilogramm auf 180 cm):

Errechneter Kalorienbedarf		2.563 Kalorien	
Protein	1,8 Gramm je Kilogramm Körpergewicht	135 Gramm	554 kcal
Fett		80 Gramm	744 kcal
KH		200 Gramm	820 kcal
Gesamt			2.118 kcal

Die Person in unserem Beispiel hätte also noch 445 kcal (2.563 kcal - 2.118 kcal) übrig, die in Protein oder, je nach Körperfettanteil, Fett und Kohlenhydrate investiert werden könnten, wenn lediglich der tägliche Bedarf gedeckt werden soll. – Da diese Frage in der Vergangenheit mehrfach aufkam, noch einmal: Die 200 Gramm Kohlenhydrate stellen keine absolute Grenze dar! Wer schlank, (sehr) aktiv und gesund ist, kann bei entsprechendem Kalorienbedarf natürlich auch mehr Kohlenhydrate essen.

Warum Kalorien nicht nur „Clean Eating“ sein sollten

Eingangs erläuterte ich bereits, dass Essen aus verschiedensten Perspektiven betrachtet werden muss und auch wenn der Schwerpunkt dieses Buch klar sein sollte, noch einmal ein paar Worte dazu, warum Kalorien auch in einer Diät nicht nur aus Reis und Hühnchen bestehen müssen:

Das Binge-Eating-Syndrom (BES) gilt als eine der häufigsten Essstörungen weltweit und ist oftmals verbunden mit Depressionen und Angststörungen. Vor allem Personen, die an Diätprogrammen teilnehmen, gelten als gefährdete Gruppe und man kann sicherlich annehmen, dass vor allem lange Diätphasen die Gefahr erhöhen. Viele Leser werden sicherlich bereits Erfahrungen mit Diäten voller Verzicht gemacht haben, die eine enorme mentale Herausforderung darstellten. Und Hand aufs Herz: Je länger man sich diesem Verlangen immer aufs Neue widersetzt, umso größer wird die Gefahr, einem Fressflash zu erliegen. Zum Teil wird das Ganze sogar als Epic Cheat Day zelebriert, was längst nichts mehr mit einem gesunden Verhältnis zum Essen zu tun hat. Wer an solchen vermeintlich geplanten Schummeltagen Symptome wie

- ein Gefühl des Kontrollverlustes,
- essen bis zu einem unangenehmen Völlegefühl (bis einem schlecht ist),
- schneller essen als normal,
- Schuldgefühle aufgrund der Menge

bei sich selbst wahrnimmt, sollte sein Verhalten und Verhältnis zum Essen deutlich überdenken. Konzepte wie IIFYM können einem dabei helfen, erst gar nicht in das BES reinzurutschen. Wer auch in der Diät seine Gelüste befriedigt, ist ausgeglichener, glücklicher und letztendlich nachhaltig erfolgreich! Wichtig ist dabei, IIFYM seriös umzusetzen, was mit dem bereits beschrieben 80-20-Verhältnis gegeben wäre. Und selbst ein 70-30-Verhältnis ist immer noch besser als belastender Verzicht!

Gibt es Muskelaufbau- oder Fettabbaunahrungsmittel?

Zunächst einmal gibt es natürlich keine Lebensmittel, die uns dem einen oder anderen Wunsch näherkommen ließen und uns dabei möglicherweise Geduld oder Disziplin abnehmen könnten. Es gibt allerdings Lebensmittel, die bei der Erreichung des gesteckten Zieles helfen können.

Dass Protein für den Muskelaufbau notwendig ist, wird den meisten Lesern vermutlich bereits vor dem Aufschlagen der ersten Seite bewusst gewesen sein. Eine Liste an generell appetitanregenden Lebensmitteln ist mir nicht bekannt. Neben einer höheren Kaloriendichte (also vielen Kalorien pro 100 Gramm Lebensmittel) sollen (kräftige) Gewürze aber einen größeren Appetit unterstützen. Auf der anderen Seite sind Ballaststoffe zur Erhöhung der Sättigung und Nahrungsmittel mit einer niedrigen Kaloriendichte natürlich eine naheliegende Lösung, wenn man versucht, Körperfett mithilfe einer negativen Kalorienbilanz abzubauen. Dennoch wird der eine oder andere vielleicht bereits an sich selbst beobachtet haben, dass bestimmte Lebensmittel stärker sättigen als andere – selbst wenn die Kaloriendichte sich nur wenig unterscheidet.

Aktuell existieren zwei verschiedene Skalen, die versuchen, diese Wirkung in Zahlen auszudrücken: der Satiety Index (SI) und der Fullness Factor.

Beim Satiety Index stellt Weißbrot mit dem Wert 100 einen Orientierungswert dar. Verglichen wurden jeweils 240 kcal eines Lebensmittels: Werte unter 100 sollen weniger sättigend sein, wogegen Werte über 100 einem höheren Sättigungsfaktor als Weißbrot entsprechen. Die höchsten Werte erreichten Kartoffeln (über 300), Croissants mit 47 dagegen den schlechtesten Wert der untersuchten Lebensmittel. Eine kleine Übersicht gibt die folgende Tabelle, wobei auf eine vollständige Übersicht verzichtet wird. Wer sich dafür interessiert, findet diese jedoch im Internet.

Lebensmittel	Sättigungsindex
Croissant	47
Mars-Riegel	70
Erdnüsse	84
Weißbrot	100
Jelly Beans	118
Weißer Reis	138
Popcorn	154
Rindfleisch	176
Porridge	209
Gekochte Kartoffeln	323

Ein wenig komplizierter, dafür aber auch universell einsetz- und erweiterbar, ist der Fullness Factor, der mithilfe einer mathematischen Formel berechnet wird. Dafür muss das Lebensmittel jedoch vier Bedingungen erfüllen:

1. mindestens 30 kcal pro 100 Gramm Lebensmittel (Cola Light wäre also nicht erfassbar)
2. maximal 30 Gramm Protein je 100 Gramm Lebensmittel (Whey-Proteinpulver wäre also nicht berechenbar)
3. maximal zwölf Gramm Ballaststoffe auf 100 Gramm Lebensmittel (Flohsamen könnten somit nicht ins Verhältnis gesetzt werden)
4. maximal 50 Gramm Fett pro 100 Gramm (Butter oder Olivenöl wären somit nicht skalierbar)

Wenn diese vier Bedingungen erfüllt sind, kann der Fullnes Factor des Lebensmittels mithilfe folgender Formel ermittelt werden:

$$FF=MAX(0.5, MIN(5.0, 41.7/CAL\text{^}0.7 + 0.05{*}P + 6.17E-4{*}B\text{^}3 - 7.25E-6{*}F\text{^}3 + 0.617))$$

CAL entspricht den kcal pro 100 Gramm, P steht für den Proteinwert auf 100 Gramm, B für die Menge an Ballaststoffen pro 100 Gramm und F für die Gesamtmenge an Fett pro 100 Gramm. Der Wert 5 entspricht dabei der höchstmöglichen Sättigung je Kalorie. Je geringer die Zahl ausfällt, desto geringer fällt gemäß des Fullness Factor die Sättigung je Kalorie aus. Im Internet findet man auch hierzu Tabellen mit teilweise über 5.000 Lebensmitteln. Zur Übersicht einige beispielhafte Lebensmittel:

Lebensmittel	Sättigungsindex
Bohnensprossen	4,6
Wassermelone	4,5
Karotten	3,8
Äpfel	3,3
Porridge	3,0
Popcorn	2,9
Brauner Reis	2,3
Erdnüsse	2,0
Weißbrot	1,8
Haushaltszucker	1,3

Die Einordnung der verschiedenen Lebensmittel sollte nicht wie in Stein gemeißelt verstanden werden. Individuell kann es beispielsweise durchaus sein, dass man Reis und gekochte Kartoffeln gleichermaßen sättigend wahrnimmt, da Appetit, Geschmack und sozialisiertes Essverhalten durchaus einen Einfluss ausüben können. Vielmehr sollte die Darstellung der beiden Skalen als Hinweis verstanden werden, der im Rahmen des Feintunings bei der Ernährungszusammenstellung vielleicht von Nutzen sein kann.

Die Waage: ein schlechter Berater!

Was ist aber, wenn die Zu- oder Abnahme das Ziel ist? Vor allem Frauen neigen dazu, sich im Rahmen von Diäten X Kilogramm Körpergewicht als Ziel zu setzen, wobei auch Männer vor solchen Vorhaben nicht gefeit sind, möglicherweise seltener in Bezug auf Diäten, aber bei der Planung der nächsten „Massephase“

umso mehr.

Das Problem an der Sache ist, dass unser Körpergewicht von einer Vielzahl an Faktoren abhängig ist. Die Menge der gespeicherten Kohlenhydrate (ein Gramm Kohlenhydrate speichert in den Muskeln drei Gramm Wasser), der Mineralstoffhaushalt (der Einfluss auf den Wasserhaushalt nimmt), die allgemeine Hydrierung (also Versorgung mit Wasser) und Nahrungsreste im Magen-Darm-Trakt (dazu später mehr) sind nur die offensichtlichsten Faktoren, die verursachen können, dass man ohne Weiteres innerhalb weniger Tage schnell Veränderungen auf der Waage erzeugen kann, die letztendlich nichts mit einem Körperfettabbau zu tun haben.

Mein persönlicher Höchstwert lag bei knapp 10 % Körpergewichtabnahme innerhalb von zehn Tagen, als ich 2010 spontan an einem Powerlifting-Wettkampf teilnahm (und schließlich trotz Radikalabnahme mein dreifaches Körpergewicht im Kreuzheben bewältigte). Dabei handelte es sich jedoch nicht um reines Körperfett! Dieses hat pro Gramm (da auch Wasser und Proteinstrukturen im Körperfett gebunden sind) ca. 7 kcal. Bei einer Nulldiät wären vermeintlich etwa zwei Kilogramm Körperfett pro Woche rein rechnerisch möglich. In der Praxis ist es aber leider nicht so, dass der Körper einzig und allein Fett verstoffwechseln würde, wie wir noch im Rahmen des Buches thematisieren werden.

Die Zunahme

Auf der anderen Seite sollte niemand glauben, dass er dauerhaft unendlich viel Muskelmasse aufbauen wird. Während in den ersten Jahren tatsächlich ein nennenswerter Zuwachs möglich ist und Kraftsteigerungen aufgrund neuronaler Anpassungen und der Optimierung von Bewegungsausführungen uns glauben machen könnten, es würde immer so weitergehen, gelangen wir mit der Zeit an unsere Grenzen. Ein für die Praxis sinnvolles Modell, um sich selbst zu reflektieren, stellt das McDonald-Modell dar, das übrigens nichts mit der bekannten Fast-Food-Kette zu tun hat. – Wohlgemerkt kann es hiervon immer statistische Ausreißer nach oben oder unten geben.

Trainingsjahr	mögliche zusätzliche Muskelmasse pro Jahr
1	neun bis elf Kilogramm (ca. ein Kilogramm pro Monat)
2	vier bis sechs Kilogramm (ca. 500 Gramm pro Monat)
3	zwei bis drei Kilogramm (ca. 250 Gramm pro Monat)
ab Jahr 4	bis zu einem Kilogramm pro Jahr

Das McDonald-Modell des amerikanischen Autors Lyle McDonald bezüglich möglichen Muskelaufbaus bei Männern im Zuge von kontinuierlichem Krafttraining; für Frauen liegen die Werte deutlich geringer, wobei McDonald hier keine Zahlen nennt.

Das Modell soll in erster Linie dafür sensibilisieren, dass das exzessive Hochschrauben des Gewichts auf der Waage selten mit tatsächlich reinem Muskelzuwachs zu tun hat. Hinzukommt, dass man in der Regel zwar einen Unterschied zwischen 10 % und 20 % Körperfett am eigenen Spiegelbild erkennt. Die Veränderung zwischen 12 % und 14 % ist dagegen schon deutlich schwerer wahrnehmbar. Das heißt, unser 75-Kilo-Sportler könnte 1,5 Kilogramm auf der Waage zunehmen, ohne auch nur ein einziges Gramm mehr Muskelmasse erlangt zu haben.

Mäßige Kalorienanpassung (und Timing)

Dass der Aufbau von Muskelmasse nicht ohne einen Energieüberschuss für die Zellen stattfinden kann, sollte nicht mit einer dauerhaft übermäßigen Kalorienzufuhr gleichgesetzt werden. Eine mäßige Kalorienanpassung von 5 bis 10 % über dem eigenen Erhaltungswert (und nur in Ausnahmefällen deutlich mehr) wäre zusammen mit einem gezielten Timing ein sinnvoller Schritt.

Timing bedeutet in diesem Fall, dass wir dem Körper auch in Aufbauphasen immer wieder Phasen geben (sollten), in denen er Körperfett abbauen kann (und dabei möglichst wenig Muskelmasse verliert), und Phasen, in denen wir das Gegenteil anstreben. Gleiches gilt im Übrigen für den Abbau von Körperfett. Wie genau so ein Modell aussehen könnte, wird Thema der noch folgenden Seiten sein.

Wasser und der Flüssigkeitshaushalt (für Sportler)

Obwohl ich den Flüssigkeitshaushalt etwas stiefmütterlich erst jetzt zum Ende hin thematisiere, bedeutet das nicht, dass dieser nicht von enorm großer Bedeutung wäre. Der Körper eines Erwachsenen besteht zu 60 % aus Wasser, wobei dieses unterschiedlich verteilt ist. Das Gewicht von Gehirn, Leber und Muskulatur wird beispielsweise zu 70 % und mehr durch Wasser erreicht. Die Verteilung der Flüssigkeiten inner- und außerhalb der Zellen wird durch osmotische Kräfte gesteuert.

Wir erinnern uns an den Biologieunterricht: Das bedeutet, dass der Körper versucht, bestimmte Mischverhältnisse einzuhalten, wobei vor allem Mineralstoffe hier eine große Bedeutung haben. – Dieser Aspekt wird uns noch einmal bei der Bestimmung der optimierten Ernährung nach dem Training später im Buch begegnen.

Neben dem Urin und Schweiß scheiden wir über unseren Stuhlgang und die Haut unter normalen Umständen täglich mehr als zwei Liter Wasser aus. Da durch Prozesse im Körper und durch die Nahrung eine deutlich geringere Menge zur Verfügung steht, muss der Mensch trinken.

Als Faustregel empfiehlt es sich, pro 25 Kilogramm Körpergewicht einen Liter Flüssigkeit zu trinken. Pro Stunde Sport sollte diese Menge um ca. einen Liter erhöht werden, wobei fortgeschrittene Sportler mehr schwitzen und entsprechend mehr trinken sollten.

Das erhöhte Schwitzen bei trainierten Menschen hängt mit einer verbesserten Regulierung der Körpertemperatur zusammen. Umso wichtiger ist es, diese Flüssigkeit wieder zuzuführen.

Ein Wasserverlust von bis zu 2 % Körpergewicht verschlechtert bereits die Ausdauerleistungsfähigkeit und erzeugt ein leichtes Durstgefühl. Bei bis zu 4 % Gewichtsverlust aufgrund von Flüssigkeitsmangel nehmen auch die Kraftleistungen spürbar ab. Vor allem Kraftdreikämpfer, die für einen Wettkampf mittels Entwässern Gewicht machten, werden dies bereits einmal am eigenen Leib erlebt haben. Während die Leistungseinbuße bei Kreuzheben noch relativ gering bis nicht spürbar ist, fällt sie beim Bankdrücken umso stärker aus.

Pro Tag empfehle ich, einen Liter grünen Tee zu trinken. Neben dem anregenden Koffein im grünen Tee, das früher auch als Teein bezeichnet wurde, verdankt der chinesische Aufguss seine positiven Wirkungen in der Diät vor allem den Polyphenolen. Diese natürlichen Oxidantien werden noch einmal in

Flavonoide und Catechine unterschieden, was an dieser Stelle nicht für weitere Verwirrung sorgen soll.

Als wichtigste Catechine im grünen Tee sind dabei Epikatechin, Epikatechin-3-Gallat, Epigallokatechin und vor allem Epigallokatechin-3-Gallat (bzw. EGCG) zu nennen. Diese senken nicht nur die Fettspeicherung in der Leber und kontrollieren den Blutzuckerspiegel, sondern sorgen in Verbindung mit Koffein auch zu dem in der Diät gewünschtem thermogenetischen Effekt.

Grüner Tee sollte nicht als Wundermittel missverstanden werden, zumal signifikanter Fettverlust in Studien erst nach bis zu drei Monaten festgestellt werden konnte.

Wer also keinen grünen Tee mag, muss diesen nicht trinken.

Vor allem Frauen neigen zu einer zu geringen Flüssigkeitszufuhr. Neben grünem Tee sollten vor allem ungesüßter Kräutertee und Wasser genutzt werden, um die täglich gewünschte Menge zu erreichen.

Kaffee sorgt für keine übermäßige Flüssigkeitsausscheidung, sodass dieser in normalen Mengen durchaus mitberücksichtigt werden darf. Vor allem bei Menschen, die täglich dieselbe Menge trinken, hat der Körper sich an die regelmäßig zugeführte Koffeinmenge gewöhnt, sodass die zusätzliche Ausscheidung nicht von Bedeutung ist. – Dennoch sollte ein Flüssigkeitsmangel (Durst oder andere Anzeichen von Dehydrierung) nicht mit Kaffee ausgeglichen werden. Auf die Flüssigkeitszufuhr um das Training herum wird im Rahmen der Energiegewinnung beim Sport noch einmal etwas konkreter eingegangen.

Vertiefende Literatur zu diesem Teilkapitel:

- Hahn, Andreas/Ströhle, Alexander/Wolters, Maike (2015): Ernährung. Physiologische Grundlagen, Prävention, Therapie.
- Leitzmann, Claus/Müller, Claus/Michel, Petra/Brehme, Ute/Triebel, Thamar/Hahn, Andreas/Laube, Heinrich (2009): Ernährung in Prävention und Therapie.
- Raschka, Christoph/Ruf, Stephanie (2015): Sport und Ernährung. Wissenschaftlich basierte Empfehlungen, Tipps und Ernährungspläne für die Praxis.
- Di Pasquel, Mauro (2007): Amino Acids and Proteins for the Athlete: The Anabolic Edge.
- Gonder, Ulrike/Worm, Nicolai (2010): Mehr Fett! – Warum wir mehr Fett brauchen, um gesund und schlank zu sein.
- Bastigkeit, Matthias (2012): Mikronährstoffe sinnvoll kombinieren: Basen, Vitamine und Mineralstoffe kritisch unter der Lupe.

GESCHENKTIPP FÜR ABNEHMWILLIGE LAIEN IM FREUNDESKREIS: Apolin, Martin (2014): Mach das! Die ultimative Physik des Abnehmens.

Nährstofftiming: Intermittent Fasting

Bereits einleitend wurde das 16-8-Konzept angesprochen, das eine Fastenphase von 16 Stunden vorsieht, auf die schließlich ein Essensfenster von acht Stunden folgt. Dies ist sicherlich der erste Gedanke, den die meisten Leser mit dem Intermittent Fasting verbinden.

Was bedeutet Fasten?

Fasten stellt eine Zeitspanne dar, in der keine Aufnahme fester Nahrung erfolgt. Wasser, ungesüßter Tee und schwarzer Kaffee sind dagegen erlaubt. Dem Magen-Darm-Trakt werden keine Kalorien und (Makro-)Nährstoffe zugeführt.

Wie es sich mit Kaugummis verhält, BCAAs, Süßstoffen und anderen „sportspezifischen Optionen“, soll im Laufe dieses Buches erläutert werden. Schaffen wir zuvor jedoch die notwendige Wissensgrundlage.

Es gibt allerdings eine Vielzahl an Variationen, was schlichtweg darin begründet ist, dass intermittierendes Fasten nichts anderes bedeutet, als dass Phasen ohne Nahrungsaufnahme absolviert werden. Die wichtigsten Konzepte sollen an dieser Stelle kurz vorgestellt werden. Ich verzichte dabei bewusst darauf, die Varianten bis ins Detail mit allen durch die Autoren dargestellten Überlegungen aufzuschlüsseln, da die folgende Aufzählung eher dazu dient, zu verstehen, dass IF nicht 16-8 bedeuten muss.

Leangains: Das klassische Konzept

Die wohl bekannteste Variante ist ein Intermittent Fasting nach dem Leangains-Prinzip des Ernährungsberaters und Buchautors Martin Berkhan. Dieser schreibt für Männer die klassischen 16 Stunden ohne Nahrungsaufnahme vor, wohingegen Frauen bereits nach 14 Stunden die ersten Mahlzeiten konsumieren dürften.

Während des Fastens sind praktisch keine Kalorien erlaubt. Schwarzer Kaffee, Süßstoff, Light-Getränke und zuckerfreier Kaugummi dürften bis zu einer Grenze von insgesamt 10 kcal konsumiert werden.

Im klassischen Leangains-Konzept ist zudem vorgeschrieben, was innerhalb des Essensfensters gegessen werden sollte: Berkhan empfiehlt ein Carb Cycling, also vermehrt Kohlenhydrate an Trainingstagen, während die Kohlenhydratzufuhr an trainingsfreien Tagen reduziert werden sollte. Protein ist dagegen an allen Tagen eine wichtige Stütze.

Berkhan schreibt darüber hinaus vollwertige, unverarbeitete Lebensmittel vor, sodass streng genommen ein IF mit IIFYM („If it fits your Macros" – ein Konzept, bei dem die Nahrungsmittel in erster Linie nach ihren Makronährstoffen aufgeschlüsselt werden) im Sinne Berkhans nicht kombiniert werden sollte.

Eat Stop Eat: 24 Stunden Fasten am Stück

Der Forscher und Kraftsportler Brad Pilon führte mit dem sogenannten „Eat Stop Eat" ein IF-Konzept ein, das ein 24-stündiges Fasten an ein bis zwei Tagen pro Woche vorsieht. Während dieser Tage dürfen keinerlei Festnahrungsmittel konsumiert werden, wobei quasi kalorienfreie Lebensmittel, wie Tee oder schwarzer Kaffee, erlaubt sind.

Wenn der jeweilige Fastentag beendet ist, soll wieder zu einem normalen Essverhalten zurückgekehrt werden. Eine übermäßige Kalorienzufuhr zum Ausgleich vermuteter Mängel wäre nicht zulässig.

The Warrior Diet: Der Weg des Kriegers

Noch lange bevor das 16-8-Konzept seine Verbreitung fand, erschuf Ori Hofmekler mit der Warrior-Diät ein grundlegendes Fastenernährungskonzept für Fitnesssportler. Anekdotisch an das Leben von Steinzeitmenschen angelehnt, die erst zu essen bekamen, wenn die Jagd erfolgreich war und dann jedoch umso mehr innerhalb einer Mahlzeit zu sich nahmen, sieht dieses Konzept 20 Stunden Fasten vor.

Dies klingt zunächst nach einer entmutigend langen Zeitspanne, jedoch wären innerhalb der 20 Stunden kleine Snacks in Form von Beeren, etwas Gemüse oder einer Handvoll Nüsse erlaubt sowie kleine Proteinportionen. Bildlich gesprochen wie der Jäger, der durch die Natur streift und ein paar Beeren vom Strauch pflückt. Das Problem in der Praxis wird jedoch sein, dass Beeren, Nüsse und andere Lebensmittel nicht häppchenweise angeboten werden, sondern in 100-Gramm-Tüten „gepflückt" werden können. Der eine oder andere Anwender kann diese Ausnahmen daher schnell missverstehen. Die große Mahlzeit soll schließlich auf den Abend fallen, damit die bekannte Schläfrigkeit nach der Nahrungsaufnahme zum erfolgreichen Einschlafen genutzt und gleichzeitig die Nährstoffe zur Regeneration optimal verwendet werden können.

Das Konzept wurde ab 2008 durch Jason Ferruggia weiterentwickelt. Das Ergebnis ist als Renegade Diet bekannt. Diese bietet ein Zeitfenster, das sich näher an Berkhans Vorschlag orientiert und legt den Fokus auf einen ganzheitlichen, gesunden Lifestyle.

Fat Loss Forever: Die IF-Symbiose

Das vierte Konzept von John Romaniello und Dan Go vereint die bisherigen drei Konzepte auf eine spezielle Weise: Pro Woche ist ein Cheat Day vorgesehen, auf den eine 36-Stunden-Fastenphase folgt. Die restlichen Tage der Woche stellen eine Symbiose der bereits genannten Fastenkonzepte dar.

Das Fat-Loss-Forever-System soll nicht weiter Gegenstand dieses Buches sein. Wer weitere Informationen zu dieser sehr speziellen Idee sucht, findet auf der Homepage von Romaniello ausreichende Ressourcen.

Up Down Up Day Diet: Kalorien-Cycling

Die von James Johnson entwickelte Up Day Down Day Diet sieht vor, am ersten Tag nur etwa ein Fünftel der üblichen Nahrungsmenge zu verzehren, während am folgenden Tag wieder eine normale Kalorienzufuhr erfolgt.

Das ist im Prinzip also ein simples Kalorien-Cycling, wobei das Durchhalten der Down-Tage laut Johnson den Diätenden leichter fallen soll als beispielsweise bei der „Eat Stop Eat"-Methode.

Im Gegensatz zu den zuvor genannten Autoren, die sich mit ihren IF-Methoden in erster Linie an ein sportlich interessiertes Publikum richten und entsprechend mit freiem Oberkörper auf Fotos im Internet posieren, ist Dr. Johnson ein seriöser älterer Herr im weißen Kittel, der seine Klienten vermutlich eher in einer erweiterten Bevölkerungsgruppe sieht.

Das Predator Protocol

Das Predator Protocol (PP) ist eine Form des stufenweisen Fastens, das in Verbindung mit einer (Halb-)Marathonvorbereitung von mir entwickelt, durchgeführt und im Rahmen eines öffentlichen Onlinecoachings auch bereits bei anderen Personen erfolgreich umgesetzt wurde.

Das Besondere am PP ist neben einem Essensfenster, das sich von anfänglich zwölf Stunden auf bis zu vier Stunden phasenweise verkürzt, der Verzehr eines täglichen Shakes aus Joghurt, Beeren, Buttermilch und Leinsamen, der sekundäre Pflanzenstoffe, Ballaststoffe und einen ausgeprägten Sättigungseffekt liefern soll.

Ich stehe nach wie vor voll zu diesem selbst entwickelten IF-Konzept, wenn es um eine effektive Diät ohne Kalorienzählen geht. Nichtsdestotrotz würde ich das PP aber nicht als optimale Vorgehensweise für jeden Körper- und Charaktertypen bezeichnen, wie sich im Laufe dieses Buches zeigen sollte.

IF: Welches Konzept ist das beste?

Würde man lange genug suchen, wäre diese Liste sicherlich um das eine oder andere Konzept zu erweitern, jedoch soll es sich bei diesem Buch nicht um eine einfache Auflistung verschiedener Varianten handeln.

Welches Konzept letztendlich das beste von den genannten ist? Keines. Am ehesten noch das, was für einen am besten funktioniert. Wie man jedoch FUNKTIONELL FASTEN könnte und was dies genau bedeutet, soll im Laufe dieses Buches erläutert werden.

Hierzu müssen wir zunächst einige biochemische Grundlagen der Nahrungsaufnahme und des Fastens klären. Dazu schauen wir uns zunächst die Nahrungsaufnahme genauer an, besprechen, was hormonell im Körper abläuft, wie die Energiebereitstellung während körperlicher Belastung in Training, Wettkampf und Alltag funktioniert und was all das letztendlich für ein sinnvolles und funktionelles Fasten bedeutet.

Vertiefende Literatur zu diesem Teilkapitel:

- Ori Hofmekler (2003): The Warrior Diet: How to Take Advantage of Undereating and Overeating.
- Philipp Rauscher (2012): Get F.I.T., Think Lean!: Intermittent Fasting, Powerlifting & Conditioning.

Kurze Einführung zur Nahrungsaufnahme

Wer das Prinzip hinter IF verstehen möchte, sollte mit den physiologischen Grundlagen der Nahrungsaufnahme und Verdauung vertraut sein. Die organischen und hormonellen Abläufe sind dabei schwer voneinander zu trennen. Während das Essen die Ausschüttung verschiedener Hormone in Abhängigkeit seiner Art hervorruft, können Hormone zum Essen anregen oder ein Sättigungsgefühl erzeugen. Wir wollen mit der Nahrungsaufnahme aus Perspektive des Verdauungstrakts beginnen und schauen uns erst im Anschluss die Hormone an.

Stufe 1: Der Mundraum

Abgesehen vom Proteinshake oder der hastig geschlürften Suppe beginnt die erste Stufe der Verdauung im Mundraum. Der wichtigste Mechanismus ist in diesem Zusammenhang die Kaubewegung, also die mechanische Zerkleinerung der Nahrung. Dadurch werden die oben beschriebenen „Perlenketten" zwar noch nicht (nennenswert) zerkleinert, jedoch wird die „Angriffsfläche" der Nahrung vergrößert.

Nach dem gleichen Prinzip verdirbt Hackfleisch schneller als die Hühnerbrust am Stück: Während das Innere des Hühnerfleisches gut gegen äußere Einflüsse geschützt ist, können auf der unmittelbar nach außen grenzenden Oberfläche Bakterien, Viren, Pilze und Co. frei einwirken. Hackfleisch besteht aus vielen kleinen Partikeln, die sozusagen ein ungünstiges Verhältnis zwischen geschütztem Innenraum und empfindlicher Außenfläche aufweisen.

Je stärker wir unsere Nahrung also kauen, desto mehr Oberflächen schaffen wir und desto effektiver erfolgt die Verdauung in den folgenden Stufen. Der typische mütterliche Ratschlag, jeden Bissen 32 Mal zu kauen, ist also keinesfalls aus der Luft gegriffen. Was hingegen in der Praxis nur schlecht bis gar nicht funktioniert, ist „Süßkauen" von Brot, wie es der eine oder andere vielleicht als Herausforderung im Biologieunterricht aufgetragen bekommen hat: Mit dem Speichel wird das Enzym *Ptyalin* freigesetzt, das Kohlenhydrate aufspalten kann. Damit dieses Enzym jedoch wirken kann, ist ein gewisser Kaudruck erforderlich.

Enzyme?

Enzyme sind nichts anderes als Katalysatoren für bestimmte Abläufe im eigenen Körper, die beschleunigend oder (bei Abwesenheit) bremsend wirken.

Vereinfacht kann man an klumpig gewordenen Zucker denken, den man in ein Wasserglas gibt. Nun kann man entweder warten, bis der Zucker sich nach mehreren Stunden vollständig aufgelöst hat, oder man beschleunigt das Ganze, indem man aktiv umrührt (Enzym).

Ohne Enzyme würden also die meisten Abläufe im Körper gar nicht oder in Geschwindigkeiten vonstattengehen, sodass die Endprodukte zu viel oder zu wenig zur Verfügung stehen würden.

Ptyalin wirkt lediglich auf die Polysaccharide (komplexe Kohlenhydrate) Amylose, Amylopektin und Glykogen (das in Tierfleisch gespeichert aufgenommen wird) ein und spaltet diese in die Einfachzucker Maltose, Maltotriose und Grenzdextrine auf. Bevor man jedoch einen intensiven süßen Geschmack wahrnimmt, ist der Brotspeichelbrei oftmals bereits mehr oder weniger von allein die Speiseröhre hinabgerutscht.

Die Verdauung von Fetten und Proteinen findet dagegen (praktisch) gar nicht im Mundraum statt. Auf einem Shake herumzukauen, wäre also in keiner Weise zielführend. Das Hühnerfleisch im Mund zu zerkleinern, ist dagegen – wie bereits beschrieben – aus mechanischer Perspektive sinnvoll. Vom Mund aus gelangt die Nahrung über die Speiseröhre in den Magen, wo die nächsten Schritte erfolgen.

Stufe 2: Der Magen

Entgegen der landläufigen Annahme ist der Magen im Prozess der Verdauung eher eine Zwischenstation als tatsächliches Zentrum des Prozesses. Die eigentliche Nahrungsaufnahme (im Sinne der Resorption) geschieht erst in Stufe 3 im anschließenden Dünndarm.

Die Hauptaufgabe liegt streng genommen vielmehr darin, das fortzusetzen, was im Mund bereits begonnen wurde: die Nahrung zu zerkleinern.

Dies geschieht in erster Linie mittels der Salzsäure, die im Magen produziert wird, sowie der Magenbewegung, die den Nahrungsbrei wie ein Löffel im Kochtopf umrührt. Nicht ganz so, aber so in etwa kann man sich dies zur Vereinfachung ruhig vorstellen.

Kurzkettige Fettsäuren, Wasser, einige Salze und Ethylalkohole stellen eine Ausnahme dar: Diese können bereits im Magen vom Körper resorbiert werden.

Die Salzsäure sorgt für die entscheidende Zerkleinerung des Nahrungsbreis. Dies ist auch notwendig, da die Schleuse zur nächsten Station (dem Dünndarm) lediglich so groß ist wie ein Stecknadelkopf. Sie kann also nur von sehr feinen Nahrungsresten passiert werden.

Diese als „Pförtner" bezeichnete Öffnung (Fachwort „Pylorus") lässt den Mageninhalt immer nur in kleinen Häppchen weiter, sodass je nach Zusammensetzung der Nahrung zwei bis vier, in Ausnahmefällen sieben Stunden bis zur vollständigen Verdauung vergehen. Dies bezieht sich wohlgemerkt auf feste Nahrung und ist von einer Reihe an Faktoren abhängig. Das fettige Eisbein, das hastig heruntergeschlungen wird, wird einem also „schwerer" und damit länger im Magen liegen als die gleiche Kalorienmenge in Form von gut gekautem Reis.

Auch die Zubereitung eines Lebensmittels kann die Magenverweildauer beeinflussen. Gemäß Konopka benötigen 100 Gramm Eier beispielsweise:

- 45 Minuten, wenn sie drei Minuten gekocht wurden
- 135 Minuten, wenn sie roh gegessen werden
- 150 Minuten, wenn sie als Rührei mit Butter zubereitet wurden
- mehr als 180 Minuten, wenn die Eier hart gekocht wurden.

Für die Praxis sollte man den Faktor Magenverweildauer also nicht unnötig überanalysieren.

Die Nährstoffe von flüssigen Lebensmitteln, wie dem schon mehrfach erwähnten Shake, stehen dem Körper bereits nach bis zu 30 Minuten zur Verfügung, können die Blutbahn im Einzelfall also bereits nach einer halben Stunde erreichen. Neben der Portionierung für den Pförtner übernimmt der Magen auch erste Verdauungsaufgaben.

Kohlenhydrate werden im Magen durch die mittels Speichel „mitgeschickten" Enzyme weiter zersetzt. Durch den Magen selbst werden die Kohlenhydratketten aber nicht aufgespalten. Wer also nicht ausreichend kaut und damit weniger Speichel produziert, verdaut Kohlenhydrate im Magen schlechter (weiter). Fette werden mittels Lipasen im Magen zu ca. 15 % zerlegt, sodass die Hauptarbeit hier noch folgen wird.

Proteine bestehen, wie bereits geschrieben, aus proteinogenen Aminosäuren. Das größte Protein stellt eine Kette aus unvorstellbaren 30.000 (!) Aminosäuren dar. Die meisten Eiweiße sind jedoch pro Sequenz lediglich zwischen 100 und 300 Aminosäuren lang. Besteht die Kette aus zehn bis 100 Aminosäuren, ist die Rede von einem Polypeptid und genau zu diesen werden die Proteine im Magen mittels Pepsin-Enzym gespalten. Die „Perlenketten" werden also wieder verkürzt.

Hydrolisiertes Whey

Whey-Protein ist ein beliebtes Nahrungsergänzungsmittel, das kein Muskelwachstumswundermittel ist, aber dennoch seine Daseinsberechtigung hat.

Eine besondere Variante, die in den letzten Jahren von vielen Herstellern angeboten wurde, ist das sogenannte hydrolisierte Whey. Es wird mit einer besonders schnellen Verfügbarkeit beworben, die durch eine Vorspaltung der Proteinketten in Peptide mittels Enzymbehandlung entsteht.

In der Praxis wird jedoch kein gesunder Sportler von der vermeintlich schnelleren Versorgung mit Aminosäuren spürbar profitieren, sodass hydrolisiertes Whey mehr als Werbegag denn als eine tatsächliche Errungenschaft verstanden werden sollte. Diese Eindruck verstärkt sich umso mehr, wenn man bedenkt, dass hydrolisiertes Whey einen unangenehmen Eigenschmack aufweist und daher immer im fertigen Produkt mit einem normalem Whey zusammengemischt wird.

Lediglich Personen mit einer verschlechterten Pepsin-Enzym-Produktion, die also Protein schlecht verdauen können, könnten vielleicht tatsächlich etwas von der teureren Variante profitieren. Alle anderen werden die gleichen Muskelaufbaueffekte mit normalem Whey realisieren können.

Man ahnt es bereits: Die entscheidende Phase der Verdauung steht uns unmittelbar bevor.

Stufe 3: Der Dünndarm

Der entscheidende Akteur der menschlichen Verdauung ist der Dünndarm, wobei der noch zu nennende Dickdarm auch eine enorme Bedeutung hat. Zu Recht hat die Darmgesundheit im Kontext des allgemeinen Wohlbefindens in den letzten Jahren so viel Aufmerksamkeit erlangt, dass manch eine Autorin charmante Wortkombinationen für die Headline erstellte.

Der menschliche Dünndarm ist viereinhalb bis sechs Meter lang und in mehrere Abschnitte unterteilt, die uns an dieser Stelle jedoch nicht im Einzelnen interessieren sollen. Wichtig ist: Hier findet die finale Zersetzung der „Perlenketten" in ihre einzelnen Glieder statt – und gleichzeitig die Aufnahme der Nährstoffe.

Sag mir, wie lang dein Dünndarm ist, und ich sage dir, was du essen sollst. Wie bereits in den einführenden Worten dargestellt, ist das Thema Ernährung hoch emotional und jeder hat möglicherweise einen (ethisch oder biografisch begründeten) Standpunkt dazu, der unsere Vorstellungen von der optimalen Ernährungsform beeinflusst. In der Biologie kann beobachtet werden, dass Lebewesen ein Gebiss sowie einen Verdauungstrakt aufweisen, der für die jeweilige Nahrung optimiert ist. Reine Pflanzenfresser haben einen sehr großen Magen und einen langen Dickdarm. Bei Fleischfressern ist dagegen der Dünndarm dominant, wobei die Darmlänge im Verhältnis zur Körpergröße kleiner ist als bei reinen Pflanzenfressern.

Der Mensch steht, was Gebiss und Dünndarm-Dickdarm-Verhältnis angeht, irgendwo in der Mitte zwischen beiden, mit Tendenzen zum Fleischfresser.

Dennoch ist der Buchhandel voll mit Ratgebern zur veganen Ernährung, die keinesfalls neu ist, in den vergangenen Jahren jedoch eine immense Aufmerksamkeit erfahren hat (und aus rein moralisch-ethischen Aspekten natürlich auch sehr begrüßenswert ist).

Dass vegane Ernährung für einige Menschen gesundheitliche Vorteile mit sich bringt, hat einige Gründe und ist in den meisten Fällen in der jeweils vorherigen Ernährungsweise zu suchen. Wer sich unbewusst mit zu vielen Kalorien und zu wenigen Mikronährstoffen „vollstopfte", wird selbstverständlich viele Verbesserungen wahrnehmen, wenn er sich erstmals bewusst mit seiner Ernährung beschäftigt.

Dennoch sollte nicht unerwähnt bleiben, dass es nicht DAS EINE DICKDARM-DÜNNDARM-VERHÄLTNS beim Menschen gibt!

Einige Personen weisen von Geburt an Dünndarmproportionen auf, die den Fleischfressern näherkommen, als es die generelle Einteilung vorhersagen würde. Sie hätten folglich (zum Teil) größere Probleme bei einer Umstellung auf eine rein vegane Ernährung als Menschen mit einem langen Dünndarm.

In seiner Abhandlung „Biochemical Individuality" geht der Biochemiker Roger Williams im Speziellen auf Magengrößen und -formen beim Menschen ein, die extrem unterschiedlich ausfallen können. Ähnlich verhält es sich mit dem

Darm. So sind beispielsweise afrikanische Völker bekannt, die sich sehr wurzelhaltig ernähren und deren Dickdarmbakterien auf die Verdauung von Ballaststoffen optimiert sind. Wir Mitteleuropäer würden (von großen Einbußen in puncto Genuss abgesehen) aber über kurz oder lang an Unterernährung und inneren Entzündungen zu sterben drohen.

DIE EINE FÜR ALLE MENSCHEN GELTENDE OPTIMALE ERNÄHRUNG GIBT ES ALSO NICHT! Darüber hinaus sollte Ernährung niemals losgelöst von Aspekten wie körperlicher Aktivität, Stress und Schlafverhalten betrachtet werden. Die meisten Gurus und Ratgeber machen es sich in der Hinsicht leider sehr einfach.

Kann Veganismus also funktionieren? Selbstverständlich und für einige Menschen je nach vorherigem Essverhalten und physiologischen Grundlagen sogar besser als für andere.

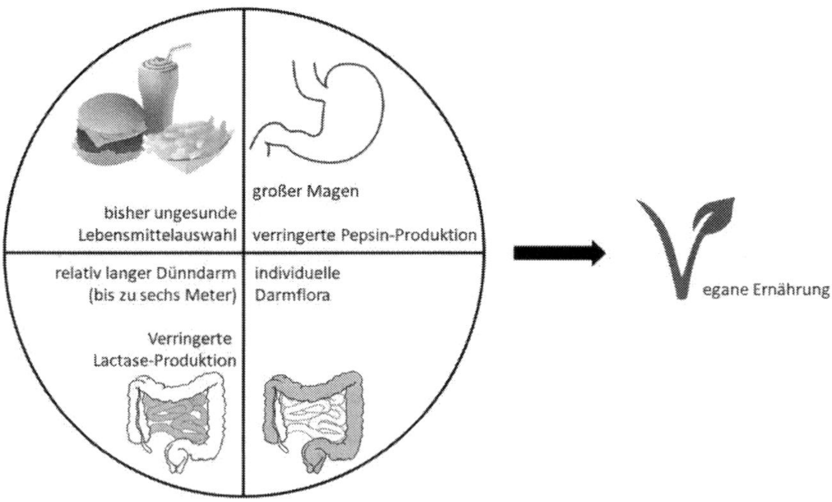

Einige Faktoren, die dazu beitragen, die Umstellung auf eine vegane Ernährung als Verbesserung wahrzunehmen und möglicherweise besser zu vertragen als andere Mitmenschen

Während Fettmoleküle noch in ihrer ursprünglichen Form verbleiben, werden Proteine bis auf die einzelnen Aminosäuren oder 2er- (Di-Peptide) bzw. 3er-Verbindungen (Tri-Peptide) zerkleinert.

Kohlenhydrate werden wiederum in die oben genannten Einfachzucker aufgespalten, bevor es zur Aufnahme kommt. Dabei ist es (zunächst) egal, ob die Kohlenhydrate aus einem Apfel, aus Gummibärchen, Haushaltszucker oder Reis stammen: Die Kohlenhydrate werden in die jeweiligen Einfachzucker aufgeschlüsselt. – Was genau das bedeutet sowie beispielsweise unterschiedliche Einflüsse auf den Insulinspiegel, thematisieren wir später. Die eigentliche Resorption erfolgt dann mittels der sogenannten Darmzotten über die Darmschleimhaut. Bevor wir die weitere Verarbeitung der aufgenommenen Nahrung im Körper thematisieren, schauen wir uns zunächst an, was der Körper mit dem Nahrungsbrei macht, der nicht im Dünndarm resorbiert werden konnte.

Stufe 4: Der Dickdarm

Der Dickdarm ist beim Menschen mit drei Metern ein gutes Stück kürzer als der Dünndarm, verfügt jedoch über einen namensgebenden, beträchtlich größeren Durchmesser. Die Hauptaufgabe des Dickdarms liegt darin, dem Körper Wasser und Elektrolyte zurückzuführen, die im Rahmen der Verdauung dem Nahrungsbrei hinzugemischt wurden.

Eine Nährstoffaufnahme wie im Dünndarm erfolgt aufgrund nicht vorhandener Zotten generell nicht mehr. Nährstoffe, die im Dünndarm also nicht aufgenommen werden konnten, gelangen über den Dickdarm nicht mehr in den Körper. Allerdings ist der Dickdarm voll mit zahlreichen Bakterien, die unverdauliche Nahrungsreste durch Gärungs- und Fäulungsprozesse weiter abbauen. Aus diesem Grund haben Ballaststoffe beispielsweise auch eine gewisse Anzahl an Kalorien, wenn auch weniger als „normale“ Kohlenhydrate.

Die Bakterien im Dickdarm produzieren beim Abbau der Ballaststoffe kurzkettige Fettsäuren, die in erster Linie dem Darm als Energie zur Verfügung stehen und für die tägliche Energiebilanz nur von geringer quantitativer Bedeutung sind. Nur ein sehr geringer Teil wird auch der Leber zur Energiegewinnung zugeführt.

Dummerweise finden sich unter den unverdaulichen Resten jedoch nicht nur Ballaststoffe, die wir bewusst in unsere Ernährung integrieren (sollten), sondern alle Kohlenhydratstrukturen, die im Dünndarm nicht in Monosaccharide umgewandelt wurden! Dazu zählen beispielsweise Zweifachzucker, sofern diese bei einer entsprechenden Unverträglichkeit nicht schon im Dünndarm enzymatisch verdaut werden konnten.

Je nachdem, wie gut oder schlecht die Darmbakterien mit den zugeführten Kohlenhydraten zurechtkommen, kann es zu entsprechenden Stuhlproblemen, Magenschmerzen oder Flatulenz (ein schöneres Wort für unangenehme Blähung) kommen. Das Gleiche gilt im Übrigen für Proteine, die im Dünndarm nicht vollständig resorbiert wurden. Als Faustregel gilt: Geruchsintensive Flatulenz hat Protein als Ursache, wohingegen Kohlenhydratflatulenzen nicht stinken.

Ein bekanntes Beispiel hierfür ist sicherlich die Laktoseunverträglichkeit. Diese stellt genau solch ein Phänomen dar: Wer durch Milchprodukte Durchfall oder ähnliche Probleme bekommt, produziert im Dünndarm keine ausreichenden Mengen vom Enzym Laktase, das für die Spaltung der „Laktose-Perlenkette" in Glukose und Galaktose notwendig ist. Die Laktose gelangt entsprechend in den Dickdarm, wo die dort lebenden Bakterien ihr Übriges tun. – Die Fähigkeit zur Laktaseproduktion sowie die Zusammenstellung der Bakterien im Dickdarm sind jeweils höchst individuell.

Gewollte Verdauungsvorgänge	Abschnitt	Ungewollte Verdauungsvorgänge
Proteinzerteilung mittels Pepsin-Enzymen weitere Verdauung der Kohlenhydrate mithilfe des Speichels Fett zu geringem Teil mittels Lipasen	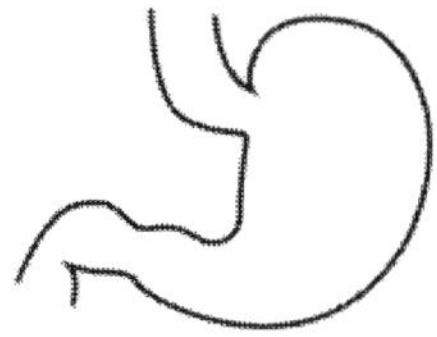	unzureichende Pepsin-Enzym-Bildung und damit unzureichende Proteinzerteilung
Aufspaltung und Aufnahme der Kohlenhydrate in Einfachzucker Aufspaltung und Aufnahme der kurzkettigen Peptide und Aminosäuren Aufnahme der Fettsäuren	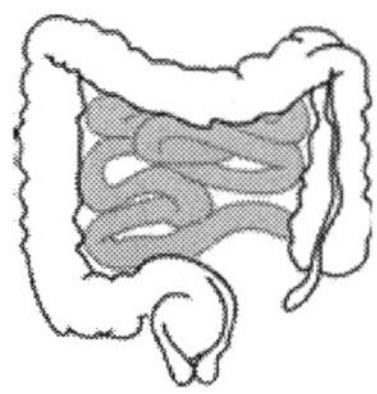	unzureichende Spaltung der Kohlenhydrate und Proteinstrukturen unzureichende Aufnahme der Makronährstoffe
Rückführung von Wasser und Elektrolyten Verdauung von wasserlöslichen Ballaststoffen	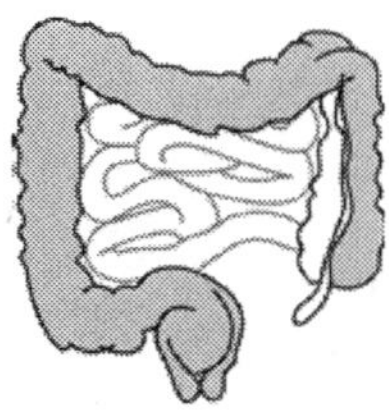	Verdauung von Kohlenhydratstrukturen (FODMAPs) und Proteinstrukturen

Die drei Abschnitte Magen, Dünndarm und Dickdarm

Kurzer Zwischenstopp: Was bedeutet das für das Fasten?

Wir haben nun in der Kurzversion erfahren, wie unsere Nahrung an welchen Stellen in unserem Körper verdaut wird, bevor wir die unverdaulichen Reste ausscheiden. Wer tagelang fastet oder nur sehr wenig Nahrung zu sich nimmt, wird entsprechend lange auch keinen Stuhlgang haben, eine Erfahrung, die ich selbst erstmals als Jugendlicher machte, als ich mich für meinen ersten Wettkampf im Ringen runterhungerte.

Selbst wenn wir abends noch reichhaltig Nahrung zu uns nehmen, kann angenommen werden, dass der Magen (nicht der Verdauungstrakt!) nach acht Stunden Schlaf am nächsten Morgen nahezu geleert ist. Dies ist auch der Grund für die bekannte Aufforderung „mit nüchternem Magen“ morgens beim Arzt zu erscheinen, wobei den Arzt meist eher die Blutzuckerwerte interessieren, die durch Nahrung im Magen temporär angehoben werden würden. Dazu aber später mehr.

Bei länger anhaltenden Fastenfenstern wird der Magen demnach nicht „leerer", als wenn man bereits morgens die erste Mahlzeit zu sich nehmen würde. Dem Dünndarm ist dagegen eine längere Phase der Regeneration vergönnt, da die Nahrungsaufnahme und -verarbeitung auch immer mit kleinsten Verletzungen der inneren Darmoberfläche verbunden sind.

Das klingt etwas dramatisch, ist aber nicht wie eine tiefe Schnittverletzung zu verstehen: „Abschilferung" ist der Ausdruck dafür, dass sich Darmzellen lösen und gemeinsam mit der Nahrung verdaut (und damit recycelt) werden. Je nach Empfindlichkeit für bestimmte Nährstoffe kann diese Abschilferung stärker erfolgen. In krankhaften Stadien durch Glutenunverträglichkeit spricht man schließlich von der Zöliakie, von der tatsächlich aber nur ein sehr geringer Bevölkerungsteil betroffen ist.

Der Leaky Gut

Abschilferungen sind generell nichts Schlimmes. Im Gegenteil gilt Vollkorngetreide als effektives Mittel gegen Darmkrebs, da die Weizenlektine zum Teil Darmzellen lösen und damit auch kranke oder wuchernde Darmzellen bekämpfen. – Wie so oft im Leben kommt es auf ein gesundes Gleichgewicht an.

Ist dieses allerdings aus den Fugen geraten, spricht man vom Leaky Gut, also dem durchlässigen Darm. Ob dieser vorliegt, ist mittels einfachen Tests vom Arzt zu überprüfen:

Man erhält eine Lactulose-Mannitol-Lösung zu trinken und sammelt daraufhin seinen Urin. Anhand des Mannitol- und Lactulosegehalts kann bestimmt werden, ob man an einem Leaky Gut leidet.

Der Mannitolwert sollte generell hoch sein, da er leicht vom Körper absorbiert werden kann, wohingegen ein hoher Lactulosewert ein schlechtes Zeichen ist. – Sind beide Werte hingegen niedrig, ist von einem generellen Absorptionsproblem auszugehen.

Um dem Darm etwas Gutes zu tun, können als Supplemente Glutamin (3 x 5 bis 10 Gramm täglich), Acetylcystein (zwei Gramm täglich) und Alpha-Linolensäure (3 x 300 mg täglich) helfen. Darüber hinaus wird Lebensmitteln wie Sauerkraut, Joghurt und Kefir ein positiver Effekt zugeschrieben.

Weitere Maßnahmen – neben der Vermeidung von Stress – wären die Ergänzung von Enzymen für die Verdauung, die Überprüfung der Ballaststoffzufuhr (mindestens 30 Gramm - aber auch nicht unendlich mehr) sowie eine generelle Überprüfung der Lebensmittelauswahl, wie sie bereits thematisiert wurde.

Dennoch gibt es zwischen zwei Extremen bekanntermaßen immer eine breit gefächerte Mitte und Darmkrankheiten können durch eine Vielzahl an Faktoren entstehen.

Eine längere Fastenphase kann für den Darm eine längere Ruhephase bedeuten. Geht man von einer langsamen Entleerung des Magens aus, ist dieser zwar nach acht Stunden vollständig geleert, jedoch wurden dauerhaft Nährstoffe durch den Darm geführt. Die eigentliche „Ruhephase" beginnt im Extremfall also erst nach acht Stunden, da so lange noch Nahrungsbrei aus dem Magen in den Dünndarm gelangte.

Wer nun weiter fastet und das Fenster auf zwölf oder 16 Stunden verlängert, gibt seinem Darm vier oder acht Stunden Zeit zur Regeneration. Die benötigt dieser nicht zwangsläufig. Ein großer Teil der Bevölkerung fastet nicht und lebt auch noch, allerdings hat ein großer Teil der Bevölkerung auch Verdauungsprobleme. Diese allein auf verkürzte Regenerationsphasen des Dünndarms zurückzuführen, wäre zwar zu pauschal und nicht korrekt, aber es kann ein Puzzleteil sein - ein Puzzleteil, das für ein paar Stunden ohne Nahrungsaufnahme spricht.

Vom Dünndarm in die Leber

Nährstoffe, die im Dünndarm ordnungsgemäß aufgenommen wurden, gelangen von dort aus genauso wie eventuell eingenommene Medikamente über die Leberfortader in die Leber. Man kann sich dies wie eine Autobahn vorstellen, auf der Spuren für bestimmte Fahrzeuge bestimmt sind. Wenn die Spuren überfüllt sind, weichen die Fahrzeuge aus, gelangen also weiter in den Dickdarm. Dies ist ein Grund, warum bestimmte Kohlenhydrate Verdauungsprobleme herbeiführen können.

Von reiner Fruktose, auch bekannt als Fruchtzucker, können wir beispielsweise nur wenige Gramm pro Tag essen (Achtung: Obst enthält je nach Sorte eine Vielzahl an Kohlenhydraten. Früchte bestehen also entgegen verbreiteter Annahmen bei Weitem nicht nur aus Fruktose!). Haushaltszucker macht dagegen weniger Probleme, da dieser zur Hälfte aus Glukose und Fruktose besteht und Glukose die Fruktose-Aufnahmefähigkeit enorm verbessert – Weiteres hierzu noch einmal im gesonderten Kapitel „Fruktose für Kraftsportler", das später im Buch aufgeführt ist.

Laktose ist das bereits angesprochene Disaccharid, das durch das Enzym Laktase in Glukose und Galaktose gespalten werden muss. Ist die körpereigene Laktaseproduktion eingeschränkt, verursacht dies die bekannten Anzeichen für eine Laktoseintoleranz. Diese tritt mit unterschiedlicher Wahrscheinlichkeit innerhalb verschiedener Ethnien auf. Tendenziell besitzen Menschen, deren weitreichende Vorfahren (bis vor 10.000 Jahren) in erster Linie in kalten Nordregionen beheimatet waren, eher die Fähigkeit zur Verträglichkeit als Personen, deren Vorfahren nicht mit der Viehhaltung vor 10.000 Jahren begannen und deren Milch tranken. Chris Eikelmeier wies in diesem Zusammenhang auf blaue Augen als Indikator für eine relativ gute Milchverträglichkeit hin, da dies tendenziell für genetische Vorfahren aus den Nordregionen spräche.

Der Grund liegt in kleinen genetischen Veränderungen, sogenannten SNPs („Single Nucleotide Polymorphism"), die auch für den individuellen Bedarf von Mikronährstoffen verantwortlich sein können. Unser genetischer Code unterscheidet uns (wenn auch in kleinsten Details) also durchaus von unseren Mitmenschen, auch wenn das Argument, dass die Evolution nicht so schnell vonstattengehen könne, immer wieder (an den Haaren) herbeigezogen wird.

Dies mag der Fall sein, wenn alle die gleiche Chance zum Überleben gehabt hätten, aber vereinfacht dargestellt starben die Menschen, die im kalten Norden Milch als Nahrungsquelle nicht vertrugen, oder sie waren zu schwach, um sich fortzupflanzen. Der Genpool wurde in solchen Regionen also schnell selektiert.

In anderen Regionen der Welt, wie dem südostasiatischen Raum, gab es dagegen keine Notwendigkeit für die Viehhaltung in solch einem starken Rahmen. Entsprechend gab es hier keine Anpassung der Laktaseproduktion und eine deutlich stärker verbreitete Laktoseunverträglichkeit als in den europäischen Regionen.

Aber zurück zur Leber: Oftmals wird die Leber als Kläranlage des Körpers beschrieben, da die gesamte durch (den Magen und) den Dünndarm aufgenommene Nahrung hier zunächst gefiltert wird. Dies ist auch der Grund, warum bestimmte Medikamente, orale Steroide oder eben auch hoher Alkoholkonsum die Leber übermäßig schädigen können, übermäßig, da die Leber ein beeindruckendes Organ ist, das sich auch wieder erholen und regenerieren kann. Ein Glas Wein wird von ihr also locker weggesteckt. Regelmäßiger exzessiver Alkoholkonsum wird die Lebenserwartung aber zwangsläufig beträchtlich verkürzen.

Doch die Leber hat noch eine weitere, mindestens ebenso bedeutsame Aufgabe: Sie fungiert als Lagerhaus für Nährstoffe aller Art. Vielen dürfte die Funktion der Fettspeicherung bekannt sein – sie kann bei Fehlernährung und Adipositas in einer gesundheitlich bedenklichen „Fettleber" enden. Das Organ bietet jedoch auch Raum für einen gewissen Pool an Aminosäuren sowie reichlich Platz für Glukose.

Wie viel genau, darüber findet man in der Literatur unterschiedlichste Angaben. Von 80 bis 150 Gramm werden diverse Zahlen immer wieder in den Raum geworfen, wobei anzunehmen ist, dass eine zierliche Frau von 55 Kilogramm Körpergewicht eine kleinere Leber (und damit kleinere Kohlenhydratspeicher) besitzen wird als ein 100-Kilogramm-Hüne; noch so ein Beispiel übrigens für die Individualität des Menschen. Ein weiterer kleiner Speicher befindet sich in den Nieren, wir wollen ihn jedoch der Einfachheit halber nicht näher betrachten.

Die Muskeln: kleine Egoisten!

Neben Leber und Niere gibt es noch einen weiteren, mächtig großen Speicher, der je nach Körperstatur und Trainingszustand über 500 Gramm Kohlenhydrate aufnehmen kann: die Muskulatur.

Leider ist unser Muskelspeicher mit einem entscheidenden Nachteil verbunden: Er hortet die Kohlenhydrate lediglich zum eigenen Verbrauch und gibt diese unabhängig vom Eigenbedarf nicht wieder an den Körper zurück. Man könnte den Muskeln nun zugutehalten, dass ihre Transportwege einfach Einbahnstraßen sind und sie gar nicht die Chance erhalten, mit dem Rest zu teilen. Aber die gewählte Überschrift lässt unsere selbstlose Leber in einem noch besseren Licht dastehen.

Bildlich gesprochen könnte man sich seinen linken Oberarm in Gips einlegen, jede Menge Kohlenhydrate essen, um seine Muskelspeicher zu füllen, und dann mehrere Tage ohne Kohlenhydrate über die Runden kommen, während man gleichzeitig intensive Workouts durchführt (zugegeben, eine Zirkusnummer mit Gips am Arm). Im linken Oberarm würden sich dann immer noch jede Menge

Kohlenhydrate befinden, da die Muskelzellen ohne nennenswerte Inanspruchnahme auf Fett als Energiequelle zurückgreifen.

Der Armumfang wird im Gips allerdings dennoch abnehmen: Die mittlere Halbwertzeit von Muskelprotein beträgt 14 Tage, was bedeutet, dass die Hälfte des Muskelproteins sich innerhalb von zwei Wochen erneuert. Nach etwa acht Wochen besteht die Muskulatur aus vollständig neuem Protein!

Wenn keine Wachstumsreize durch physische Beanspruchung gesetzt werden, wird der Körper (je nach Ausgangslage mehr oder weniger stark) weniger Muskelprotein erneuern, sodass es zum Muskelverlust kommt.

Die Leber stellt dem Körper die Kohlenhydrate aus ihrem Speichervorkommen zur Verfügung. Sie werden vom Blut sozusagen „abgeholt", wenn die Hormone entsprechende Signale gaben – dazu kommen wir noch. Wer als Kind die Serie „Es war einmal das Leben" gesehen hat, wird sich an die Salzstreuer (der Natriumgehalt im Blut ist in der Tat sehr hoch), Blutplättchen oder die Zuckerbonbons (unsere Glukose) erinnern. Wer die Serie nicht geschaut hat, sollte diese Erfahrung unbedingt in Form von DVD oder Video on Demand nachholen (auch oder gerade weil das Erzähltempo sehr kinderfreundlich gestaltet wurde).

Ständig durchströmen ca. fünf Gramm Glukose im Blut gelöst den Körper. Eine gesunde Leber reguliert die Menge durch bedarfsgerechte Speicherung und Abgabe. Diese Funktion ist überaus wichtig: Dauerhaft würde uns ein deutlich höherer (Hyperglykämie) oder deutlich geringerer Blutzuckerspiegel (Hypoglykämie) ernsthaft krank machen oder sogar ins Lebensbedrohliche umschlagen.

Das klingt zum wiederholten Male sehr dramatisch und bevor es wirklich ernst wird, gibt uns der Körper eine Reihe von Warnsignalen (einige Leser sollten beispielsweise dem zittrigen Gefühl der beginnenden „Unterzuckerung" schon mal begegnet sein). Es soll aber verdeutlichen, dass es für den Körper enorm wichtig ist, den Blutzuckerspiegel immer wieder auf dem beschriebenen Niveau zu halten. – So weit, so gut.

Nun kommt unser Gehirn ins Spiel: Dieses verbraucht (auch hier gibt es abweichende Angaben) jeden Tag ca. 120 Gramm Glukose. Weitere 30 Gramm benötigen Teile des Nervensystems, sodass innerhalb von 24 Stunden über den Daumen gepeilt rund 150 Gramm Kohlenhydrate verbraucht werden – und das ganz ohne körperliche Aktivität. – Das hatten wir auch bereits gelernt.

Angesichts der Kohlenhydratmengen, die allein durch Hirn und Nerven verkonsumiert werden, erscheinen die fünf Gramm Blutzucker äußerst knapp bemessen. Riskieren wir da nicht im Schlaf, unter stundenlanger Nichtversorgung mit Glukose, zu hirnlosen Zombies zu mutieren?

Natürlich nicht, denn wir haben ja unsere großzügige Leber. Diese lässt auf entsprechende hormonelle Signale hin (dazu kommen wir an anderer Stelle dieses Buches) Kohlenhydrate ins Blut ab, sodass der Körper dauerhaft weder eine Über- noch eine Unterversorgung, unabhängig vom Abstand zur letzten Kohlenhydratmahlzeit, erleiden muss.

Aber was geschieht, wenn auch die Vorräte in der Leber geleert sind? Auch für diese Situation hat die Natur ein erstaunliches Backup eingerichtet: Die Leber kann Kohlenhydrate sogar selber produzieren! Nicht etwa wie Jesus, der aus Wasser Wein machte, aber schon mit ein paar biochemischen Tricks, die nicht von schlechten Eltern sind.

Ohne dies zu sehr ins Detail ausweiten zu wollen, kann die Leber aus Laktat (ein Stoffwechselendprodukt, das zum Beispiel auch bei hohen körperlichen Belastungen anfällt), einigen Aminosäuren und Glycerin (wir erinnern uns: ein Molekül, das Bestandteil unserer Nahrungsfette ist) neue Kohlenhydrate herstellen. Auch ohne eine Kohlenhydratzufuhr über die Nahrung kann der Körper also, zumindest temporär, einen konstanten Blutzuckergehalt sicherstellen.

Was bedeutet das für das Fasten?

Gehen wir von gefüllten Leberspeichern, also einem Vorrat in Höhe der genannten 80 bis 150 Gramm Glukose aus und nehmen wir an, dass außer Gehirn, Nervensystem und Blutzellen der gesamte Körper keine weiteren Kohlenhydrate verbrauchen würde (was natürlich nicht der Fall ist, hier aber als Modell herhalten soll), wären die Leberspeicher dennoch nach nur knapp einem Tag erschöpft – allein der Konsum des Gehirns zehrt die Glukosevorkommen sehr rasch auf.

In Wirklichkeit werden die Speicher natürlich noch schneller geleert, da auch viele andere Organe und Stoffwechselprozesse auf Kohlenhydrate angewiesen sind. Die Literatur bietet hierzu keine präzisen Zeitangaben – schließlich ist die Dauer von vielen Faktoren, wie Speichergröße, Genetik, körperlicher Aktivität usw., abhängig. Der Sachverhalt wird noch komplizierter, wenn man bedenkt, dass die Leber mit der Neuproduktion von Kohlenhydraten nicht erst dann beginnt, wenn das Lager leer ist.

Unser Körper ist also besser dran als so mancher Junggeselle, der am Sonntag von der Tankstelle die Pizza holen muss, weil der Gedanke an den notwendigen Wocheneinkauf erst nach Ende der Ladenöffnungszeiten aufkam. Dennoch können wir davon ausgehen, dass nach 16 Stunden, wie man sie klassischerweise im IF praktiziert, die Speicher der Leber weitestgehend geleert sein sollten, unabhängig von unserer körperlichen und geistigen Aktivität. Die körpereigene Kohlenhydratproduktion läuft also auf Hochtouren.

Das bedeutet nicht, dass uns Kohlenhydrate nichts mehr anhaben könnten und Fasten ein Freifahrtschein zum uneingeschränkten Kohlenhydratkonsum wäre. Fasten verschafft dem Körper aber die Chance zum Freiräumen von Lagerfläche, sodass die Ernährung nicht aus völligem Verzicht bis hin zu Orthorexia nervosa (einer Essstörung, bei der die Betroffenen versuchen, extrem gesund zu essen) bestehen muss.

Kohlenhydrate sind nicht böse und wenn die Speicher geleert sind, werden diese mit „schnellen“ Kohlenhydraten genauso gefüllt wie mit anderen. Die „Geschwindigkeit“ bezieht sich dabei letztendlich auf den Insulineinfluss, auf den wir noch zu sprechen kommen.

Die notwendige Dauer des Fastens zur Leerung der Speicher wäre also schon mal geklärt. Nun ist die Frage nach dem Zeitpunkt berechtigt – vom jetzigen Wissensstand aus liegt die Vermutung nahe, dass das Fastenfenster beliebig von 00:00 bis 16:00 Uhr, 16:00 bis 08:00 Uhr oder irgendwo dazwischen geöffnet sein könnte. Leider stellt sich dieser Sachverhalt etwas komplexer dar und es gibt durchaus günstige und weniger günstige Zeiten, in denen das Essensfenster geöffnet werden sollte. Der Grund hierfür ist bei einem Thema zu suchen, das so umfangreich ist, dass wir ihm das gesamte nächste Kapitel widmen wollen: unseren Hormonen.

Vertiefende Literatur zu diesem Teilkapitel:

- Hahn, Andreas/Ströhle, Alexander/Wolters, Maike (2015): Ernährung. Physiologische Grundlagen, Prävention, Therapie.
- Leitzmann, Claus/Müller, Claus/Michel, Petra/Brehme, Ute/Triebel, Thamar/Hahn, Andreas/Laube, Heinrich (2009): Ernährung in Prävention und Therapie.
- Menche, Nicole (2007): Biologie, Anatomie, Physiologie.
- Williams, Roger (1998): Biochemical Individuality.

Fasten und Hormone

Wir lernten bereits, dass die Leber ein gewisses Speicherkontingent für Kohlenhydrate bietet, die bei Bedarf dem Körper zur Verfügung gestellt werden können bzw. mit deren Hilfe der Blutzuckerspiegel stabil gehalten wird. Angenommen, man hätte am Abend noch eine kohlenhydrathaltige Mahlzeit eingenommen, so sollte diese am nächsten Morgen verdaut, die Leberspeicher sollten aber noch zum Teil mit Kohlenhydraten gefüllt sein. Nehmen wir weiter an, dass wir spät dran sind und das Frühstück auf eine Tasse schwarzen Kaffee reduzieren müssen und auch im Büro vor lauter Arbeitsanfall für mehrere Stunden nicht zum Essen kommen.

Unser Gehirn hat sich mittlerweile einen Großteil der Glukosereserven aus der Leber einverleibt. Und trotzdem können wir uns noch sehr gut auf den Beinen halten, denn unsere Muskeln kommen unter normalen Umständen auch gut mit Fett als Energieträger zurecht. Dieses ist in großen Mengen vorhanden und wird bei ausreichend Sauerstoff (also nur geringer körperlicher Belastung, wie wir sie im Alltag haben) ganz einfach als Energielieferant herangezogen.

Was machen Hormone?

Hormone sind Botenstoffe des Körpers, die einzelnen Zellen signalisieren, was sie zu tun haben. Die Zellen hinterfragen die Botschaften nicht, sondern führen aus, was das Hormon ihnen aufträgt.

Das Ganze funktioniert dabei nach dem Schlüssel-Schloss-Prinzip: Ein Hormon passt wie ein Schlüssel nur an bestimmte Rezeptoren (Schlösser). Einige Schlösser nehmen es jedoch nicht so genau und akzeptieren verschiedene Schlüssel, solange sich ihre Passformen erkennbar ähneln. Dies ist der Grund, warum vor übermäßigem Verzehr von Soja oftmals gewarnt wird – die darin enthaltenden Phytoöstrogene können im Körper wie Östrogene, also weibliche Geschlechtshormone, wirken.

Diese sekundären Pflanzenstoffe sind dem Östrogen hinsichtlich seiner Wirkung auf den Organismus zwar weit unterlegen, allerdings werden durch einen übermäßigen Sojaverzehr derart große Mengen an Phytoöstrogen zugeführt, dass in der Summe dennoch eine Einflussnahme auf den Hormonhaushalt riskiert wird.

Vor allem vegane Sportler, die ihren Eiweißbedarf mit Sojaprodukten zu decken versuchen, sollten dies zumindest im Hinterkopf behalten und darauf achten, wie ihr Körper reagiert.

Es existieren mehr als 100 Hormone, die natürlich nicht alle einen direkten Einfluss auf den Stoffwechsel besitzen. Wir wollen unsere Aufmerksamkeit im Folgenden vor allem den Botenstoffen widmen, die bei der Optimierung unseres zyklischen Fastens eine Rolle spielen. Tauchen wir einmal in die Praxis ein: Wie sieht unser Hormonspiegel am Morgen aus?

Der Hormonspiegel am Morgen

Beginnen wir mit unserem Blutzuckerspiegel, den wir bereits kennengelernt hatten. Wie beschrieben, fasst ein gut gehäufter Esslöffel Zucker mehr Kohlenhydrate, als in Form von Glukose in unserem Blutkreislauf zirkuliert. Da Glukose jedoch ständig verbraucht, zugeführt und in der Leber neu gebildet wird, sind Hormone notwendig, um den Blutzuckerspiegel jederzeit im Gleichgewicht zu halten.

Während das in der Bauchspeicheldrüse produzierte Hormon Insulin für den Abbau von Blutzucker nach dem Kohlenhydratkonsum sorgt, sind Adrenalin, Glukagon und Cortisol die drei wichtigsten Gegenspieler, die um das Gleichgewicht mit Insulin kämpfen. Steigt die eine Seite an, sinkt die andere Seite ab, wie die folgende Grafik symbolisiert. Wenn wir morgens aufwachen, stellte unsere Schlafphase bereits den Beginn einer Hungerphase dar. Wir haben also bereits begonnen zu fasten!

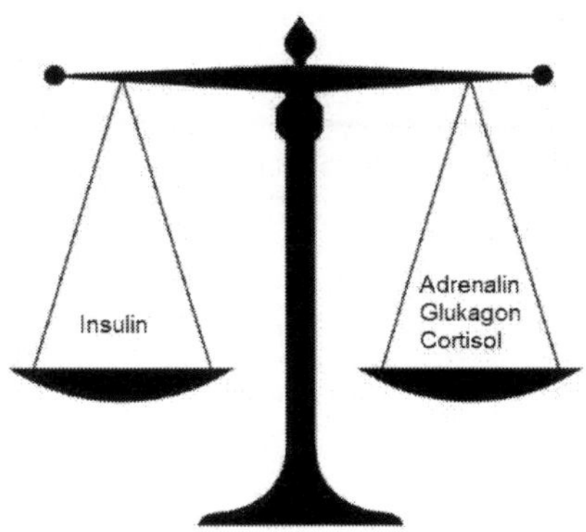

Insulin und seine „Gegenspieler“ gelangen immer wieder ins Gleichgewicht.

Der Hormonspiegel am Morgen: Glukagon

Wie bereits erklärt, benötigt unser Gehirn kontinuierlich Kohlenhydrate, um zu arbeiten – selbst in der Nacht. Hierzu zieht es sich die benötigten Kohlenhydrate aus dem Blutkreislauf, sodass diesem kontinuierlich neue Kohlenhydrate hinzugefügt werden müssten.

Hier springt die Leber ein, die durch Glukagon das Signal erhält, Kohlenhydrate aus ihren eigenen Speichern abzubauen sowie neue zu bilden und diese zur Stabilität des Blutzuckers abzugeben. Parallel wird die Freisetzung von Fettsäuren stimuliert, die nun verstärkt von den Zellen im Körper verstoffwechselt werden. Es findet also ein ständiger Austausch statt und der Blutkreislauf dient als Transportmedium für die Energieträger.

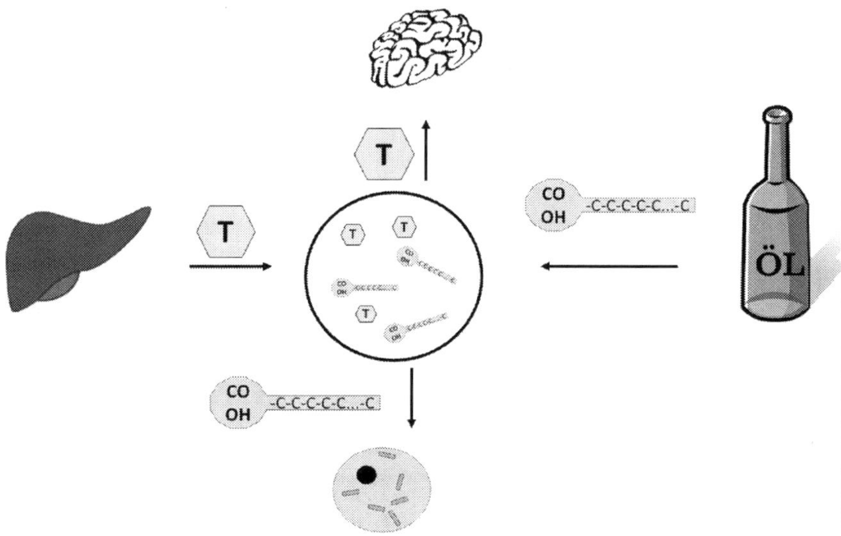

Verteilung der Nährstoffe, wenn keine weiteren Energieträger über den Verdauungstrakt hinzugefügt werden (die Ölflasche symbolisiert Körperfett)

Aber woher kommen die Kohlenhydrate? Es wurde bereits mehrfach betont, dass die Leber einen eigenen Speicher hat. Nehmen wir für ein Rechenbeispiel an, dass dieser 100 Gramm Kohlenhydrate fassen kann und in dieser idealtypischen Rechnung lediglich das Gehirn, das Nervensystem und die Blutkörper diese Kohlenhydrate verbrauchen würden.

Bei den bereits angesprochenen 150 Gramm pro Tag entspräche dies 6,25 Gramm pro Stunde – also etwas mehr, als in unserem Blutkreislauf herumschwimmt. Wenn wir von einem kontinuierlichen Verbrauch ausgehen, würden die 100 Gramm aus der Leber somit für 16 Stunden ausreichen: dem klassischen Zeitfenster des Lean-Gains-Systems (Frauen werden eine tendenziell kleinere Leber und damit kleinere Speicher haben). Darin ist noch nicht berücksichtigt, dass durch Fettverstoffwechselung Glycerin frei wird. Pro Tag sind dies (am Beginn einer Hungerphase) ca. 16 Gramm Glycerin, die zu 8 Gramm neuer Glukose umgewandelt werden können.

Innerhalb unserer 16 Stunden Fasten wären dies also noch mal ca. fünf bis sechs Gramm zusätzliche Kohlenhydrate, sodass der Körper – rein rechnerisch – gut 17 Stunden versorgt wäre. Alles darüber hinaus müsste mit der Verstoffwechselung von Aminosäuren abgedeckt werden, was zum Teil natürlich bereits parallel verläuft.

Zugegeben, das war eine absolut vereinfachende Rechnung, die nicht ganz mit der Realität übereinstimmt. Dennoch sollte dieses Rechenbeispiel die Angst vor möglichem, übermäßigem Muskelabbau aufgrund kurzfristiger Hungerphasen nehmen. Vorausgesetzt, man hat am Tag zuvor ausreichend gegessen, überbrückt der Körper ohne Weiteres einen Großteil des Tages, solange im Anschluss an die Fastenphase ausreichend Nährstoffe zugeführt werden. Aus dieser Perspektive wäre also ein entsprechend großes Fastenfenster für den Körper gut umsetzbar. Doch nicht nur Glukagon hat einen Einfluss darauf, welche Nährstoffe sich in unserem Blut befinden. Dies führt uns zu Cortisol!

Der Hormonspiegel am Morgen: Cortisol

Cortisol muss dem Körper immer zur Verfügung stehen (können), wobei Stress die normale Produktion verzehnfachen kann! Von solchen extremen Peaks in Stresssituationen abgesehen, erreicht unser Cortisolspiegel morgens von sechs bis acht Uhr seinen Höchststand (bei Schichtarbeitern verschiebt sich dieser Zeitpunkt durchaus, wie im Rahmen des FAQs am Ende noch einmal thematisiert wird). – Dies ist unter anderem ein Grund, warum wir morgens aufwachen.

Etwa 30 bis 60 Minuten nach dem Aufstehen sinkt der Cortisolspiegel wieder ab und bleibt bis Mitternacht niedrig – wie gesagt nur, solange wir unseren Körper nicht großem Stress aussetzen.

Wie schon Glukagon, sorgt auch Cortisol für eine Erhöhung der Fettfreisetzung.

Der schlechte Ruf des „Dickmacherhormons“ basiert auf stressbedingten Cortisolausschüttungen im Laufe des Tages, die heutzutage in Verbindung mit zu wenig Bewegung und zu viel Essen gesehen werden müssen.

Wie bereits angesprochen, erhöht Cortisol die Nährstofffreisetzung ins Blut. Der Körper wäre gut für jegliche Aktivität versorgt. Das wohl (im wahrsten Sinne des Wortes) schwerwiegendere Problem, das übermäßiger Stress mit sich bringt, ist das sich oft anschließende Stressessen.

Während im Blut bereits jede Menge Fettsäuren schwimmen, gelangen über die Nahrung nun weitere Kohlenhydrate und Fette dazu. Es sind zu viele Energieträger auf einmal vorhanden, sodass der Körper diese speichern muss und wenn die Kohlenhydratspeicher nicht durch entsprechende Belastung geleert wurden, ergeht es diesen genauso wie den Fettsäuren, die zu zahlenmäßig vorhanden sind.

Aber was ist mit dem potentiellen Muskelverlust?

Diese Frage wird fast immer im Zusammenhang mit Cortisol oder dem anhaltenden Fasten gestellt. Schauen wir uns das Ganze also genauer an: Wenn wir Fasten und damit keine Kohlenhydrate zuführen, muss die Leber den Kohlenhydratbedarf mittels Glukoneogenese decken. Dazu werden neben Laktat und Glycerin auch glykogene Aminosäuren verwendet, was praktisch alle proteinogenen Aminosäuren bis auf Leucin und Lysin umfasst. Die Aminosäuren nimmt die Leber bei Bedarf aus dem Aminosäurepool im Blutplasma. Wir erinnern uns: Darin sind ca. 0,05 % aller Aminosäuren vorhanden. Der Großteil befindet sich in den Zellen, wobei die Muskeln mit 70 bis 80 % einen enormen Anteil einnehmen.

Gemäß einer einzigen Quelle aus dem Jahr 1974, die 21 Personen untersuchte und noch heute für die Allgemeinheit herangezogen wird, kann die Verteilung der Aminosäuren im Pool wie folgt aufgeschlüsselt werden (unter anderem zu finden in Stipanik/Caudill: Biochemical, Physiological, and Molecular Aspects of Human Nutrition):

Aminosäure	Plasmaanteil im Blut in mmol je Liter	im Muskel in mmol je Liter
Alanin	0,33	2,34
Arginin	0,08	0,51
Asparagin	0,05	0,47
Cystein	0,11	0,18
Glycin	0,21	1,33
Glutamat	0,06	4,38
Glutamin	0,57	19,45
Histidin	0,08	0,37
Isoleucin	0,06	0,11
Leucin	0,12	0,15
Lysin	0,18	1,15
Methionin	0,02	0,11
Phenylalanin	0,05	0,07
Prolin	0,17	0,83
Serin	0,12	0,98
Threonin	0,15	1,03
Tyrosin	0,05	0,10
Valin	0,22	0,26

Über Asparaginsäure und Tryptophan erfolgten keine Angaben.

Angaben über die konkrete Zusammensetzung der menschlichen Muskulatur sucht man dagegen vergebens. Das bedeutet jedoch auch, dass die recycelten Aminosäuren beim Muskelabbau nur für sehr kurze Zeit im Plasma verbleiben.

Dadurch dass ständig auf- und abbauende Prozesse stattfinden (nicht nur auf Zellstrukturen bezogen), werden frei gewordene Aminosäuren dauerhaft für Enzym-, Hormon- und Transportproteinbildung genutzt. Es findet ein ständiger Durchtausch statt, sodass **pro Tag bis zu 400 Gramm Aminosäuren auf- und abgebaut werden!**

Entsprechend wird, wie schon grob vorgerechnet, nicht der komplette Bizeps zu Traubenzucker verarbeitet. Aber ein (sehr, sehr geringer) Abbau von Muskelprotein kann temporär stattfinden. Das sollte jedoch nicht für Panik sorgen, sondern als völlig normaler und natürlicher Ablauf verstanden werden. – Schließlich kommt auch noch eine Zeit, in der wir die Proteinsynthese wieder anregen und neue Muskelmasse aufbauen werden.

Der Hormonspiegel am Morgen: Adrenalin

Adrenalin ist ein weiteres Stresshormon, das bedarfsorientiert ausgeschüttet wird und ebenfalls für eine Energiefreisetzung sorgt. Es ist jedoch im Gegensatz zu Cortisol nicht an den Tagesrhythmus gebunden, sondern wird in erster Linie situationsabhängig ausgeschüttet. Adrenalin hat eine sehr kurze Halbwertzeit und zerfällt innerhalb weniger Minuten. Die Wirkung ist also begrenzt, weshalb wir auch nach dem Achterbahnfahren nicht stundenlang im Adrenalinrausch verweilen. Für die Frage, ob wir morgens essen sollten, ist Adrenalin nicht von Bedeutung. Seine Bedeutung im Rahmen des Fastens wird jedoch an späterer Stelle noch einmal aufgegriffen, weshalb es der Vollständigkeit wegen an dieser Stelle schon aufgeführt werden sollte.

Der Hormonspiegel am Morgen: Insulin

Wir haben nun bereits erfahren, dass die Gegenspieler des Insulins am Morgen erhöht sind und sich das Insulin auf einem niedrigen Niveau befindet. Insulin erfüllt eine Reihe von Aufgaben im Körper, wobei wir zunächst die Wirkung auf den Blutzucker ansprechen wollen: Aufgrund des morgendlichen Cortisolanstiegs (Phase 1) kommt es temporär zu einer verstärkten Kohlenhydratproduktion und -freisetzung der Leber.

Im Gegenzug bedeutet das aber auch, dass nach dem Abklingen von Cortisol der Blutzuckerspiegel (leicht) erhöht ist. Insulin steigt an (Phase 2), wenn auch sicherlich nicht so stark wie durch eine Schüssel Cornflakes am Morgen, und gleicht den Blutzuckerspiegel wieder aus, bevor es erneut auf das basale, also grundlegende Niveau fällt.

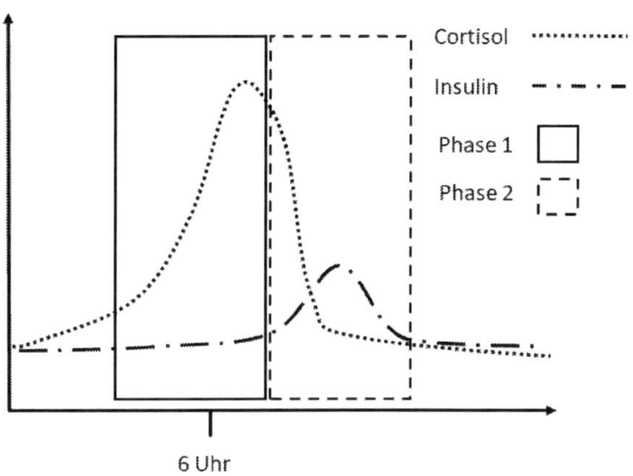

Veranschaulichung der absinkenden Cortisolkurve und kurz ansteigenden Insulinkurve

Dieser Mechanismus ist im Zusammenhang mit dem morgendlichen Fasten noch nicht von zu großer Bedeutung, wird uns aber noch bei der Diskussion zur optimalen Ernährung nach dem Training begegnen!

Kohlenhydrate, aber auch Proteine, haben einen Einfluss auf die Ausschüttung dieses Hormons, das kurz- und langfristige Effekte hat: Als langfristig bezeichnet man die Förderung bezüglich der körpereigenen Proteinsynthese, die langfristig zu Stoffwechselveränderungen führen kann (als einfaches Beispiel, bildlich gesprochen: mehr Muskelmasse, mehr Kalorienverbrauch).

Kurzfristig sind hingegen die Speichervorgänge, die mithilfe von Insulin vonstattengehen. Kohlenhydrate werden entweder in Muskel- oder Fettgewebe transportiert, wo diese die Glykogenspeicher füllen oder neue Glycerine bilden, an die sich Fettsäuren binden können. Fettsäuren hingegen werden entsprechend im Körperfett gespeichert. Darüber hinaus bremst Insulin die Freisetzung von Fettsäuren und die Glukoseproduktion und -abgabe der Leber.

Insulinanstieg mittels Nahrung

Wie bereits angesprochen, haben sowohl Kohlenhydrate, als auch Aminosäuren einen Einfluss auf den Insulinspiegel. Wie stark dies der Fall ist, wird mithilfe verschiedener Indizes dargestellt. Der bekannteste dürfte ohne Frage der *glykämische Index* sein. Dieser – ursprünglich für Diabetiker entwickelte – Index gibt an, wie stark 50 Gramm Kohlenhydrate eines Lebensmittels den Blutzucker ansteigen lassen würden. Als Referenzwert dient dabei die Glukose mit dem Wert 100. Das Problem: Sowohl Baguette als auch Möhren haben beide einen glykämischen Index von 70. Man wird sich denken können, dass es leichter ist, 50 Gramm Kohlenhydrate in Form von Baguette als in Form von Möhren zu konsumieren. Die Dichte der Kohlenhydrate ist beim genannten Brot einfach höher.

Als Lösung dafür wurde die *glykämische Last* entwickelt, die den prozentualen Anteil der Kohlenhydrate im Lebensmittel mitberücksichtigt. Das Problem an der Sache:

Die Werte treffen immer nur Aussagen über den alleinigen Konsum des Lebensmittels auf nüchternen Magen. In der Realität kommt es aber, wie wir bereits lernten, im Rahmen der Verdauung zu einer Vermischung der Nahrung, wenn wir nicht mehrere Stunden zwischen der Nahrungsaufnahme abwarten würden.

Darüber hinaus stellte man fest, dass selbst Lebensmittel, die praktisch keine Kohlenhydrate enthalten, wie Fleisch und Käse, zu einem Insulinanstieg führen. Aus diesem Grund wurde vor einigen Jahren der *Insulin Index* von amerikanischen Forschern entwickelt, der nicht nur kohlenhydratreiche Lebensmittel in eine Rangfolge brachte. Während Gummibärchen (konkret Jelly Beans) einen Wert von

160 auf dem Insulin Index erreichten, haben Kartoffeln beispielsweise einen Skalenwert von 121, Fleisch 51 und der untersuchte Käse 45.

Welche Aussage treffen diese Skalenwerte also für die Praxis, wenn man eine gesunde Bauchspeicheldrüse und eine normale Insulinempfindlichkeit besitzt? Kaum eine!

Die folgende Grafik zeigt, wie stark beispielsweise Glukose, Kartoffeln oder Weißbrot den Blutzuckerspiegel ansteigen lassen. Wir sehen auch, dass sich der Blutzuckerspiegel bei einer isolierten Gabe nach knapp 90 Minuten fast wieder normalisiert hat. Die Kohlenhydrate haben also in den Zellen oder in der Leber Einkehr gehalten, um dort verbraucht, gespeichert oder in Fett umgewandelt zu werden.

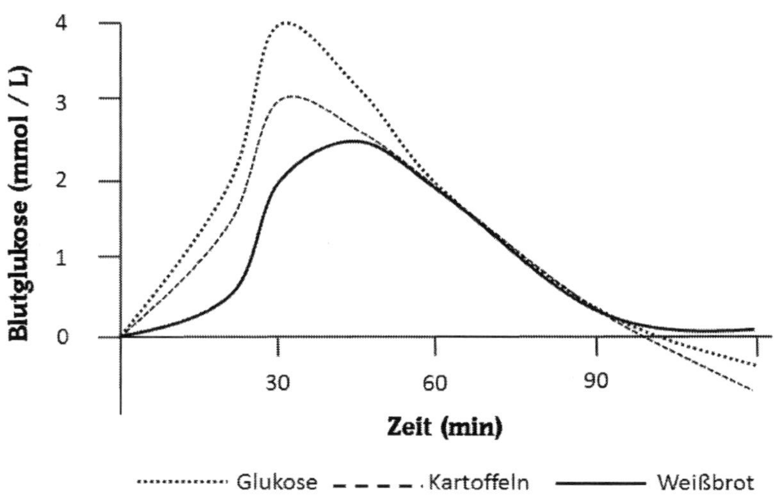

Blutglukoseanstieg im Blut nach Schwarz: je höher der Anstieg, desto stärker der (temporäre) maximale Insulinanstieg

Die einzelnen Skalenwerte geben lediglich Auskunft darüber, wie viel Insulin benötigt wird, um diese Normalisierung wieder zu erreichen, wohlgemerkt bei einer isolierten Zufuhr, was nicht wirklich etwas mit der Realität zu tun hat.

Was passiert, wenn wir sofort essen?

Angenommen, wir essen morgens sofort, was passiert nun? Sobald die Nahrung, wie bereits beschrieben, in die Leber gelangt ist, wird diese an den Blutkreislauf weitergegeben. Wie bereits angesprochen wurde, können Zellen zum Zeitpunkt X nur Kohlenhydrate ODER Fettsäuren verarbeiten. Beides kann nicht zeitgleich in den Mitochondrien stattfinden.

Nun gibt es also zwei Szenarien: Option A, die Zellen betreiben weiterhin einen Fettsäurenstoffwechsel oder Option B, die Zellen stellen um auf Kohlenhydrate als Energielieferant. Gehen wir zunächst von Option B aus:

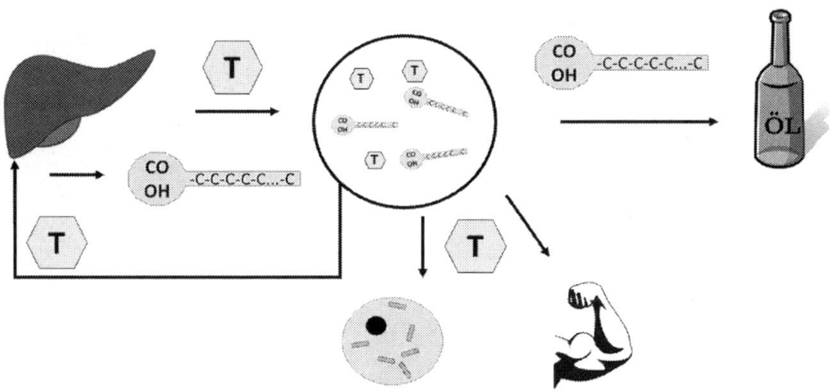

Von der Leber gelangen Fettsäuren und Traubenzucker ins Blut (Kreis), von wo aus diese Nährstoffe in die Fettspeicher (Ölflasche) bzw. Muskelspeicher und Zellen gelangen.

Wie in unserer Grafik dargestellt, würden die Nährstoffe von der Leber in den Blutkreislauf gelangen. Aufgrund des erhöhten Blutzuckers steigt das Speicherhormon Insulin an, was bedeutet, dass neue Fettsäuren gespeichert werden. Im hier angenommenen Szenario stellen die Zellen darüber hinaus ihre Energiegewinnung auf Kohlenhydrate um. Gleichzeitig werden die Kohlenhydratspeicher der Muskeln gefüllt. Und wenn diese bereits voll sind und quasi zu viele Kohlenhydrate im Blut schwimmen?

Dann gelangen diese wieder zur Leber zurück und werden dort (zugegeben, unter der Aufwendung von Energie) in Fettsäuren umgewandelt, die wieder ins Blut abgelassen werden. Wenn wir von unserem täglichen Beispielverbrauch von 2.563 kcal ausgehen, würde das (im Rahmen einer Milchmädchenrechnung) bedeuten, dass wir pro Stunde lediglich knapp 100 kcal zu uns nehmen dürften, um in jedem Fall eine Fettspeicherung zu verhindern. Selbst bei reiner Glukose wären dies gerade einmal 25 Gramm Traubenzucker. Das ist natürlich Unsinn, den niemand betreibt. Darüber hinaus hatten wir bereits einige Stunden „auf Kredit“ gelebt, in denen wir auf Körperreserven zurückgriffen.

Wir führen im Rahmen der Nahrungsaufnahme also zwangsläufig mehr Kalorien zu uns, als wir im jeweiligen Augenblick verbrauchen.

Vielleicht nicht mit jedem Snack, aber selbst im Rahmen einer regulären Diät geschieht dies. Das bedeutet auch zwangsläufig:

Nahrungsaufnahme ist praktisch immer mit temporärer (Fett-) Speicherung verbunden. Ob wir insgesamt zu- oder abnehmen, hängt schließlich (etwas vereinfacht ausgedrückt) von der Gesamtbilanz ab.

In der Praxis ist es jedoch fast nie so, dass wir völlig fettarme Mahlzeiten zu uns nehmen, und wie wir bereits lernten, wäre dies auch gar nicht sinnvoll, da wir jeden Tag einen Minimumfettwert benötigen. Hier kommt der Randle-Zyklus ins Spiel, der dazu führt, dass Option A – WÄHREND DER NAHRUNGSAUFNAHME – wahrscheinlicher ist.

Der Randle-Zyklus

Als den Randle-Zyklus bezeichnet man einen Mechanismus im Körper, der Glukoseaufnahme und -verstoffwechselung in den Zellen hemmt, wenn es zu einem Überangebot von freien Fettsäuren (beispielsweise aufgrund der Nahrungszufuhr, aber auch im Zusammenhang mit Cortisolanstiegen) kommt. Der zunächst an Ratten untersuchte und inzwischen weitgehend beim Menschen nachgewiesene Effekt besagt, dass das erhöhte Vorhandensein von freien Fettsäuren die Glukoseaufnahme und -verstoffwechselung bremst.

Für die Praxis sollten sich Kraftsportler als Kernaussage gedanklich notieren, dass umso mehr freie Fettsäuren (im Blut) vorhanden sind, je mehr die Zellen dazu neigen, (weiterhin) Fett als Energiequelle zu nutzen.

Kohlenhydrate werden dagegen vermehrt zur Herstellung von Oxalacetat verwendet, das wir bereits im Zusammenhang mit der Entstehung von Ketonkörpern kennenlernten. Das bedeutet ebenfalls, dass in Phasen nach einer Zufuhr gemischter Nahrung (Kohlenhydrate und Fett) die (Muskel-)Zellen beim Vorhandensein von ausreichend Sauerstoff (da niemand mit dem Essen in der Hand um die Dorfkirche läuft, sollte das gegeben sein) weiterhin Fett verstoffwechseln. Die zugeführten Kohlenhydrate werden in erster Linie – wie bereits dargestellt – gespeichert.

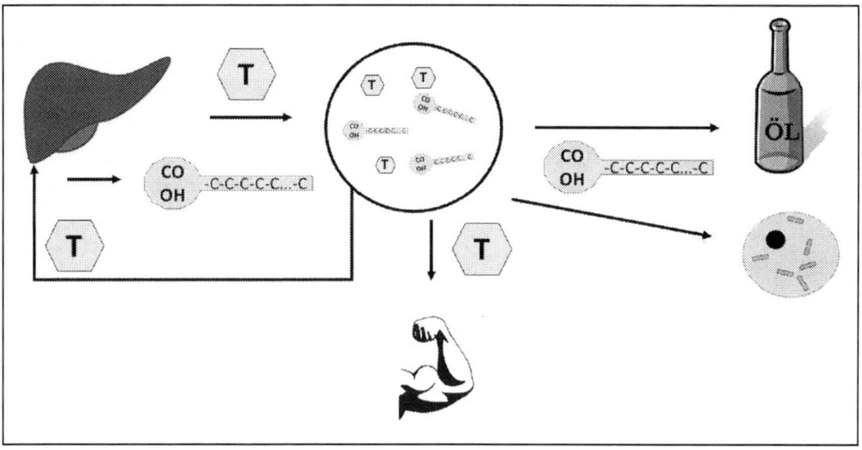

Des Weiteren gilt: Sind die Kohlenhydratspeicher nicht geleert, werden aus den Kohlenhydraten neue Fettsäuren produziert.

Szenarien bezüglich verschlechterter Insulinresistenz und Diabetes, die häufig im Zusammenhang mit dem Randle-Zyklus thematisiert werden, sind dagegen in der dauerhaften, übermäßigen Zufuhr von Nährstoffen und zu geringer Leerung der Kohlenhydratspeicher zu verstehen. Wenn diese Speicher im Rahmen von sportlicher Aktivität (regelmäßig) geleert wurden, stellt der beschriebene Effekt kein Problem dar. Die Kohlenhydrate werden eben im Muskel und der Leber gespeichert, statt sofort zur Energieerzeugung verwendet zu werden. Diese kurze und, zugegeben, vereinfachte Darstellung nimmt dem Leser aber hoffentlich die Angst vor gleichzeitigem Fett- und Kohlenhydratkonsum.

Kurzer Zwischenstopp: Was bedeutet das für das Fasten?

Wer bis hierhin aufmerksam gelesen hat, wird bereits wissen, dass der Insulinspiegel morgens relativ niedrig ist, da das Insulin auf der gegenüberliegenden Waagschale zu Cortisol und Glukagon liegt. Wenn der Cortisolspiegel nach seinem

Peak am Morgen wieder absinkt, kommt es – wir erinnern uns an die Waageabbildung – zu einer kurzzeitigen Erhöhung des Insulinspiegels, da die Glukoseabgabe der Leber ins Blut durch das Cortisol zunächst angeregt war und etwas zeitversetzt durch das nun entstehende Insulin gebremst wird. Der Blutzuckerspiegel steigt somit kurzfristig an und Insulin sorgt für die Wiederherstellung des Normalniveaus. Genaue Angaben über Stärke dieses Insulinanstiegs findet man in der Literatur nicht, zumal der Effekt auch nur selten beschrieben wird.

Es gibt also ad hoc keinen Grund dafür, zu essen und damit den Insulinspiegel intensiv ansteigen zu lassen, da im Rahmen eines normalen Tagesablaufes ausreichend Speicher, die tags zuvor gefüllt wurden, zur Verfügung stehen. Je mehr Muskeln ein Mensch besitzt, umso mehr Fett wird in diesen Phasen des Fastens verbrannt, was wiederum Glycerin freisetzt, das die Leber zur Glukoneogenese nutzen kann.

Selbst wenn die Leber auf den Aminosäurepool des Körpers zurückgreifen muss, weil der Glukosebedarf so groß ist und keine anderen Substanzen zur Verfügung stehen, ist der (temporäre) Muskelabbau absolut vernachlässigbar – die Vorstellung, ganze „Brocken" würden aus der Muskulatur herausgenommen werden, geht sehr weit an der biochemischen Realität vorbei.

Der zu Fuß oder per Fahrrad zurückgelegte Weg zum Büro und die aufrechte Position auf dem Bürostuhl gelingen auch mit niedrigem Insulinspiegel ganz ohne Muskelschwund, was wiederum die Bauchspeicheldrüse (hier wird das Hormon Insulin produziert) entlastet und in Kombination mit Bewegung (Muskulatur [+] und damit in Ruhephasen ein guter Fettstoffwechsel, Kohlenhydratspeicher [-] und somit bereit, mit Kohlenhydraten aus der Nahrung gefüllt zu werden) den besten Schutz vor Übergewicht, Insulinresistenz und letztlich Diabetes darstellt. Volle Kohlenhydratspeicher und zu geringer Verbrauch der zugeführten Energie sorgen letztendlich für ungewünschte Körperfettspeicherung.

Wir wissen nun also, dass es sinnvoll wäre, das Essensfenster nach dem Aufstehen nach hinten zu schieben. Nach acht Stunden Schlaf ist ein sofortiges Essen nicht notwendig. Die Frage lautet jedoch: Wie lange? Sind 16 Stunden im Sinne des Lean Gains am sinnvollsten? Oder macht es Sinn, bereits früher zu essen?

Fasten: Ghrelin kommt ins Spiel

Wer nach dem Aufstehen also nicht sofort isst, nimmt zunächst keinen direkten Einfluss auf seinen Hormonspiegel. Cortisol sinkt von allein, Glukagon steigt bedarfsgerecht an und Insulin bleibt stabil niedrig (bis auf den genannten kurzzeitigen Anstieg zeitverzögert zum Absinken des Cortisols). – Die Natur findet also von allein ihr Gleichgewicht.

Früher oder später meldet sich jedoch das erste Magenknurren. Dabei ist dieser Begriff irreführend: Die (bisweilen situativ unpassenden) Geräusche entstehen im gesamten Verdauungstrakt, wenn dieser vor lauter Leere Hohlräume bildet. Wie auch immer: Wir verspüren erste Hungersignale.

Menschen mit unterentwickelter Muskulatur oder schlechtem Fettstoffwechsel (zum Beispiel aufgrund niedriger Mitochondrienanzahl oder -funktionalität) könnten darüber hinaus leichte Unterzuckerungserscheinungen wahrnehmen, die jedoch mit etwas Gewöhnung (optimierte Verstoffwechselung des Gehirns von Ketonkörpern und Optimierung der Mitochondrien) innerhalb der ersten zwei bis maximal vier Wochen vergehen sollten.

Wir erinnern uns: Ketonkörper entstehen, wenn die Leber Glukose selbstständig herstellen muss und dadurch ein Überschuss an Acetyl-CoA entsteht. Ketonkörper werden also nicht erst nach mehreren Tagen des Kohlenhydratverzichts gebildet.

Die Flüssigkeitszufuhr sollte darüber hinaus nicht außer Acht gelassen werden und kann sowohl einen gewissen Sättigungseffekt erzeugen sowie möglichen Kopfschmerzen vorbeugen (aber Achtung: Kalorienhaltige Getränke, wie Säfte, Softdrinks oder Milch, haben im Fastenfenster nichts zu suchen!).

Über kurz oder lang wird jedoch jeder einen gewissen Hunger verspüren, für den unter anderem das Hormon Ghrelin verantwortlich ist. Dieses wird in der Bauchspeicheldrüse und Magenschleimhaut produziert und soll unserem Körper signalisieren, dass wir essen sollten. Wer es gewohnt ist, morgens zu essen, wird nach der acht Stunden andauernden Fastenperiode des Schlafes morgens Hunger, Appetit oder allgemein gesagt das Verlangen nach Essen verspüren. Nun kommt aber der Clou:

Studien geben Hinweise darauf, dass die Ghrelinausschüttung trainierbar ist, was sich im Rahmen von diversen Betreuungen immer wieder auch in der Praxis gezeigt hat.

Wer von Haus aus gewohnt ist, dass Mutti ihm morgens die Cornflakes hinstellt, wird direkt nach dem Aufstehen einen hohen Ghrelinspiegel haben, der den Körper nach Essen verlangen lässt. Nach einigen Tagen (in Ausnahmefällen wenigen Wochen) normalisiert sich dies jedoch bzw. der Ghrelinspiegel steigt erst zu einem wesentlich späteren Zeitpunkt der Fastenphase an. Wer schon einmal von 0 auf 100 mit Konzepten wie Intermittent Fasting begonnen hat, wird diesen Effekt vielleicht selbst wahrgenommen haben.

Das ist der Punkt, an dem ich immer vom „gesunden Hunger" spreche. Wir essen also nicht mehr aufgrund unserer Sozialisation, sondern versorgen den Körper bedarfsgerecht mit Nahrung.

Oder besser ausgedrückt: Wir resetten unseren Hormonhaushalt. Das bedeutet, dass das Fasten nach einer gewissen Übergangsphase flexibel nach dem Hungergefühl gestaltet werden sollte. Ob dann bereits um zehn, um zwölf oder erst um 15 Uhr die erste Mahlzeit konsumiert wird, wird man jeden Tag aufs Neue entscheiden können. – Strenge Essensfenster spiegeln dagegen keine Anpassung an unseren individuellen Alltag wider.

Ein Körper mit einem intelligent konditionierten Hormonhaushalt sendet entsprechende Signale, wenn er Nahrung benötigt.

Eines gilt es jedoch im Zusammenhang mit Ghrelin zu beachten: Ein übermäßiger Ausstoß hemmt die weitere Fettfreisetzung. Energie muss also aus anderen Quellen bezogen werden – im schlimmsten Falle aus der körpereigenen Muskulatur. Dazu sollte man anmerken, dass auch in der Muskulatur Fetttröpfchen gespeichert sind, die zur Energiegewinnung herangezogen werden können.

Darüber hinaus steht Ghrelin für *Growth Hormone Release Inducing*, also *Wachstumshormonfreisetzung einleitend.* **Das bedeutet, Ghrelin sorgt für die Ausschüttung von Wachstumshormonen, sorgt also für ein anaboles Umfeld.** Früher oder später sollten wir also im wahrsten Sinne des Wortes auf unser Bauchgefühl hören und das Hungern beenden.

Das Fasten brechen: Was passiert mit den genannten Hormonen?

Die Fastenphase ist vorbei, wir öffnen das Essensfenster. Was stellt das mit unseren Hormonen an? Zunächst einmal sinkt das Ghrelin wieder ab. Da dieses jedoch die Fettspeicherung begünstigt, wir aber nach zehn, zwölf oder 16 Stunden Fasten so langsam tatsächlich den Aminosäurepool auffüllen wollen, bietet sich als erste Mahlzeit des Tages ein leicht verdauliches Protein an. Dies bietet den Vorteil, dass der Körper – aufgrund des Ghrelins zur Fettspeicherung neigend – zunächst nicht sofort weitere Fettsäuren über die Nahrung erhält.

Solch eine proteinreiche Mahlzeit kann zum Beispiel ein Whey-Shake sein oder eine Portion Fleisch. Diese Art der High-Protein- und Low-Carb-Speise sorgt für ein Absinken des Ghrelinspiegels, während das Insulin gleichzeitig nicht allzu stark ansteigt. Der Leucinanteil im Protein ist ebenfalls von Interesse, was im Rahmen der Post-Workout-Ernährung aber noch thematisiert wird. – Mein persönlicher Favorit ist aktuell aber Magerquark mit Apfelmus und Zimt. – Begrenzte Mengen Kohlenhydrate sind also kein Problem, das tägliche Nutella-Brötchen dagegen weniger optimal.

Neben dem Einfluss auf Ghrelin und Insulin sorgt die erste Mahlzeit des Tages für einen Anstieg von CCK (Cholecystokinin). Die Ausschüttung dieses Sättigungshormons wird durch Protein, Fett und Ballaststoffe begünstigt – es ist praktisch der Gegenspieler des Ghrelins. Etwas (ballaststoffreiches) Gemüse zur Proteinquelle ist also durchaus auch zur ersten Mahlzeit empfehlenswert. Ein weiteres Sättigungshormon, das nach der Mahlzeit für bis zu fünf Stunden wirkt, ist PYY (Peptid YY), das jedoch besser auf Protein als auf Kohlenhydrate reagiert.

Eine Reihe von Faktoren sorgt also dafür, dass der Hunger mithilfe einer proteinreichen Mahlzeit nach 15 bis 30 Minuten spürbar absinken sollte. Nun kann für den weiteren Tag nach Bedarf und weiterem Hunger gegessen werden.

Die Kohlenhydratspeicher der Muskulatur, die nur bei Belastung geleert werden, werden im Laufe des Tages zum Teil geleert und die Leber ist ebenfalls aufnahmebereit, sodass Kohlenhydrate über die Nahrung im Rahmen der Kalorienbilanz zu keiner unnötigen Fettzunahme führen werden.

Insulin sollte nicht als Geißel der Menschheit missverstanden werden: Wer aktiv ist, die Kohlenhydratspeicher leert und Muskulatur aufbaut, die mit dem Zuwachs auch mehr Kohlenhydrate speichern kann, wird mit 200 bis 250 Gramm Kohlenhydraten pro Tag keinerlei gesundheitliche Nachteile haben.

Viel mehr Kohlenhydrate sollten es dann aber nur bei sehr intensiver sportlicher Aktivität werden, was wir im nächsten Kapitel aber noch genauer analysieren werden.

Kohlenhydrate und Fette gleichzeitig essen?

Die Kombination von Kohlenhydraten und Fett in einer Mahlzeit genießt unter Sportlern und Figurbewussten gemeinhin keinen guten Ruf. Ist was dran? Hierzu rufen wir uns zunächst in Erinnerung, dass Zellen nur jeweils einen der beiden Nährstoffe als Energieträger heranziehen können: Kohlenhydrate ODER Fett. Beides kann (von einer Zelle) nicht zur gleichen Zeit verstoffwechselt werden. Dies sollte aber nicht von folgenden Punkten ablenken:

- Es gibt eine Vielzahl verschiedener Zellen im Körper, die völlig unabhängig voneinander arbeiten und auf ganz verschiedene Ressourcen zurückgreifen. Unser Gehirn beispielsweise verbraucht, wie bereits angesprochen, dauerhaft Kohlenhydrate, während die Muskulatur zur gleichen Zeit auf Fette als Energieträger zurückgreifen kann.
- Werden vermehrt Kohlenhydrate aufgrund eines temporären Überflusses verstoffwechselt, wird das über die Nahrung zugeführte Fett (temporär) gespeichert. Dennoch erfolgt dauerhaft ein Anstieg des Körperfettanteils nur, wenn während der Phasen, in denen keine Nahrung aufgenommen wird, zu wenige Kalorien (aus Fett) verbraucht werden. Es ist also nicht entscheidend, ob etwas in das Regal gestellt wird, sondern nur, ob am Ende des Tages mehr aus dem Regal herausgenommen als zeitweise hineingestellt wurde.
- Essen benötigt eine gewisse Zeit, um verdaut zu werden – wie wir bereits lernten. Selbst wenn man Kohlenhydrate und Fette getrennt konsumieren und aufnehmen will, müsste man zwischen Mahlzeiten stundenlange Fastenphasen einlegen, um den einen Nährstoff möglichst vollständig verdaut zu haben, bevor man den nächsten zu sich nimmt, von der Einschränkung bei der Lebensmittelauswahl ganz zu schweigen.

Es ist in der Praxis also nicht notwendig, Fett und Kohlenhydrate dauerhaft getrennt voneinander zu konsumieren, wenn es nicht um Ausnahmen, wie die erste Mahlzeit des Tages (eher kein Fett) oder die erste Mahlzeit nach dem Training (ebenfalls möglichst kein Fett) geht. Dazu aber später noch mehr.

Wichtiger als die Frage, ob die über die normale Nahrung zugeführten Kohlenhydrate (temporär) gespeichert oder unmittelbar verbraucht werden, ist die Frage, in was für einem Zustand sich der Körper befindet: In Phasen, in denen (große Mengen) Cortisol für einen Anstieg der freien Fettsäuren im Blut sorgt, hat der Mechanismus des Randle-Zyklus eine größere Bedeutung als im regulären Fastenzustand, denn freie Fettsäuren sind ebenso wie Glukose ständig im Blut vorhanden. Dieser Punkt wird, man ahnt es vielleicht bereits, im Zusammenhang mit der Ernährung nach einer intensiven Trainingseinheit von Bedeutung sein.

Weitere Hormone: Lebens-, Tages- und Hungerzyklus

Neben diesen mehr oder weniger unmittelbar am Hungergefühl beteiligten Hormonen gibt es ein paar weitere Vertreter dieser Botenstoffe, die wir zumindest kurz erwähnen und später noch einmal in Augenschein nehmen wollen. Dafür müssen wir zunächst verstehen, dass einige Hormone nicht nur in Abhängigkeit von Hunger oder Sättigung ausgeschüttet werden, sondern (auch) einen Tages- oder sogar Lebenszyklus haben können.

Cortisol ist so ein Hormon mit **Tageszyklus**, das wir bereits kennenlernten. Auch wenn wir absolut tiefenentspannt sind, wird es morgens zu verstärkten Ausschüttungen kommen, die aber im Laufe des Vormittags schnell abnehmen. Auch viele andere Hormone folgen solch einem Rhythmus. Für uns interessant: (freies) Testosteron, das am Morgen seinen höchsten Spiegel aufweist, oder das Wachstumshormon Somatotropin (auch als Growth Hormon, GH, HGH oder STH betitelt), das in der Nacht die stärkste Ausschüttung aufweist.

Testosteron und Somatotropin sind aber auch Beispiele für Hormone mit **Lebenszyklus** (Cortisol streng genommen auch, die Veränderung ist aber minimal): Während die tägliche Ausschüttung insgesamt zwischen dem 15. (GH) und 20. (Testosteron) Lebensjahr am höchsten ist, sinkt diese ab dem 30. (GH) bzw. 50. Lebensjahr (Testosteron) unter 50 % des einstmaligen Höchstwertes (und in der Folge immer weiter ab).

Somatotropin ist aber auch an den **Essenszyklus** gekoppelt: Hunger setzt Somatotropin frei und sorgt damit für ein anaboles Umfeld. Dieser Effekt sollte jedoch nicht missverstanden werden: Hungerphasen oder Supplemente, die die Wachstumshormonausschüttung fördern (und teilweise damit werben), verschieben in erster Linie den Zeitpunkt der täglichen Ausschüttung, nicht jedoch die Gesamtmenge.

Auch das Lebenszyklushormon Testosteron wird durch unser Essverhalten beeinflusst, ebenso das Sättigungshormon Leptin. Diese Botenstoffe sinken bereits nach einigen Tagen intensiven Diätens ab. Selbiges gilt für die Schilddrüsenhormone, die nach einigen Wochen in Mitleidenschaft gezogen werden können. Aber das wollen wir uns zum Ende des Buches noch einmal genauer anschauen.

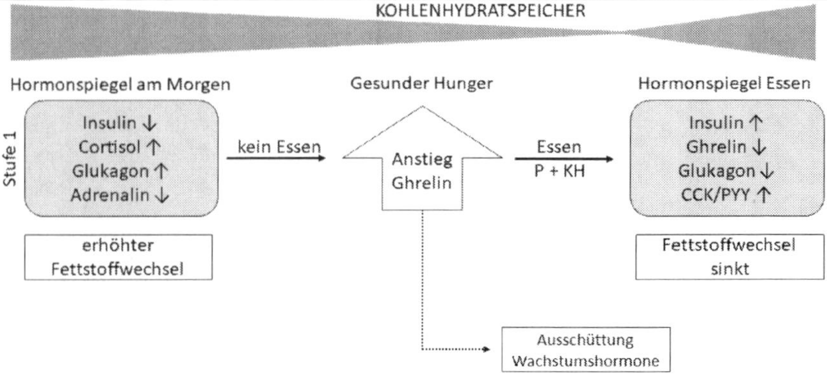

Systematische Darstellung der Abläufe während des Hungerns

Diese kleine Übersicht sollte in erster Linie einen Einblick darüber geben, wie stark Essverhalten kurz- und mittelfristig Einfluss auf unseren Hormonhaushalt nimmt.

Drei weitere Vorteile vom Nicht-sofort-Essen

Neben diesem vereinfachten Einblick in hormonelle Prozesse rund um die Nahrungsaufnahme haben wir bereits einen **zweiten Vorteil** kennengelernt: Wer es morgens zunächst bei einem nüchternen Magen belässt, gibt dem Körper die Chance, die Muskelglykogenspeicher (bei entsprechender Belastung) zum Teil zu leeren. So wird neuer Speicherplatz für Kohlenhydrate, die über die Nahrung zugeführt werden, freigeräumt.

Ein **dritter Vorteil** besteht in der Regenerationsphase, die dem Dünndarm vergönnt wird. Die Dünndarmzellen haben mit ca. drei Tagen einen relativ hohen Regenerationszyklus, in dem sie sich erneuern können. Verlängert man das nächtliche Fastenfenster, profitiert der Darm von mehr Zeit zur Erholung.

Der **vierte Vorteil** besteht in der Optimierung der Mitochondrien. Diese wurden dem einen oder anderen im Biologieunterricht auch als „Kraftwerke der Zellen" verkauft und tatsächlich sind sie unentbehrlich für die Erzeugung von Energie, für Atmung und Bewegung.

Durch Fasten können wir sowohl die Anzahl der Mitochondrien in unseren Zellen erhöhen als auch die Aussortierung „defekter" Vertreter fördern. Dies wiederum führt mittelfristig zu einem verbesserten Fettstoffwechsel, was wiederum während des Fastens mehr Glycerin zur Verfügung stellt ... genauer schauen wir uns dies noch einmal am Ende des Buches an. Kombiniert mit dem schon gebetsmühlenartig empfohlenen intensiven Training, ausreichend hochwertigem Protein und Erholung bildet dies das optimale Rezept zur Körpertransformation.

Was bedeutet das für das Fasten?

Der Mensch ist ein Gewohnheitstier: Daher kann es sinnvoll sein, die ersten Gehversuche beim Fasten mithilfe einer festen Zeitvorgabe zu bestreiten. Konzepte wie Lean Gains oder die Warrior Diet können den Einstieg wesentlich erleichtern und in den ersten zwei bis vier Wochen sollte sich durchaus strikt an das vorgeschriebene Zeitfenster gehalten werden.

Wem die vorgeschriebenen Fastenphasen anfänglich nicht machbar erscheinen, kann auch mit einem 12/12-Konzept beginnen und das Zeitfenster der Nahrungsaufnahme schrittweise verkürzen.

Nach der ersten Eingewöhnungsphase von rund vier Wochen empfiehlt sich der Wechsel zum Fasten, dem angesprochenen *gesunden Hungergefühl* folgend – die Zeitfenster können dann flexibler gestaltet werden.

Generell empfehle ich allerdings, zumindest die ersten ein bis zwei Stunden nach dem Aufstehen IN DER REGEL noch nicht zu essen, sondern zunächst aktiv zu werden. Das muss nicht der morgendliche Waldlauf sein. Schlichtes Aufstehen und den Tag zu beginnen, ist bereits eine leichte Form der Aktivität. Mithilfe des Smartphones, das auf dem Nachttisch lag, die aktuellen Nachrichten in der News-App zu lesen, ist hingegen keine.

Im Einzelfall wird man feststellen, dass man eventuell an einigen Tagen morgens eine Art Hungergefühl verspürt, das dann jedoch schnell wieder verschwindet oder sich schon mit einem Glas Wasser gut beseitigen lässt. Eine Orientierung am Zeitfenster ist also generell nicht verkehrt, sollte aber kein Dogma ohne jegliche Ausnahme sein.

Wichtig ist jedoch auch, dass man dem Körper tatsächlich Gelegenheit gibt, dass sich nach der ersten Mahlzeit ein Sättigungsgefühl einstellt. Wie oben beschrieben, macht es Sinn, 15 bis 30 Minuten zu warten, bis die zweite Mahlzeit zu sich genommen wird. – Oder man nimmt sich einfach einmal Zeit beim Essen, ein Luxus, den wir uns oftmals viel zu selten gönnen.

Vertiefende Literatur zu diesem Teilkapitel:

- Bartels, Rut/Bartels, Heinz (2004): Physiologie. Lehrbuch der Funktionen des menschlichen Körpers.
- Horn, Florian (2012): Biochemie des Menschen. Das Lehrbuch für das Medizinstudium.
- Kirchner, Hanni/Mühlhäußer, Julia (2009): Biochemie.

Fasten und Training

Wir haben gesehen, dass das Fasten eine Reihe von Vorteilen mit sich bringt. Dennoch mag der eine oder andere Sportler skeptisch geblieben sein: Was ist denn mit den Tagen, an denen ein Training geplant ist? Sollte das Fastenkonzept modifiziert werden? Ist eine gezielte Ernährung vor dem Training notwendig? Schauen wir uns dies genauer an.

Gab es seit dem letzten Training Kohlenhydrate?

Dies ist nicht nur im Zusammenhang mit dem sportlichen Training, sondern allgemein bei schwerer körperlicher Anstrengung von entscheidender Bedeutung. Die meisten von uns werden heutzutage im Berufsleben nicht mehr nennenswerte körperliche Arbeit verrichten. Wer jedoch (ausnahmsweise) so hart arbeitet, dass er am Ende des Tages nicht mental, sondern tatsächlich körperlich erschöpft ist, kann davon ausgehen, dass die Kohlenhydratspeicher der eigenen Muskulatur auch hierdurch zumindest zum Teil geleert wurden.

In erster Linie wird das die Muskeln betreffen, die auch tatsächlich aktiv waren. Wer beispielsweise bei einem Umzug aus dem ersten in den sechsten Stock geholfen hat und am nächsten Tag Muskelkater im gesamten Körper verspürt, wird mehr Muskelglykogen verbrannt haben als jemand, der nach dem Holzhacken die vorherige Belastung in erster Linie in den Armen spürt.

Ähnliches gilt natürlich auch für das Training. Ein Beintraining, das lediglich aus Maschinen- und Isolationsübungen besteht, wird weniger Muskelglykogen verbrennen als schwere Kniebeugen, gefolgt von rumänischem Kreuzheben und Sprints (allerdings immer noch mehr als die Freitagabend-Curls-Session, bevor es in die Disco geht).

Einfluss hat auch, wie muskulös und trainiert der Einzelne ist, da in der gesamten Muskulatur – wie bereits angesprochen – 300 bis 500, in Ausnahmefällen aber gar bis zu 700 Gramm Kohlenhydrate gespeichert werden können. Nach einem Acht-Stunden-Umzugsmarathon kann es also sein, dass die Speicher der Muskeln nach der ersten Mahlzeit noch nicht wieder vollständig gefüllt sind.

Nach einer kurzen, ca. einstündigen, Trainingseinheit benötigt man dagegen (jetzt wird der eine oder andere enttäuscht sein) keine 100 Gramm Maltodextrin, um die Muskeln wieder zu füllen – dazu aber später mehr. Da die wenigsten mehr als einmal pro Tag schwer trainieren werden, sollten die Kohlenhydratspeicher der Muskeln also generell gesichert sein.

In der Regel wird niemand von einer regulären Trainingseinheit im Studio so etwas wie wirkliche Unterzuckerung erleben. Ich spreche hier vom Männchen mit dem Hammer, dass man quasi bewegungsunfähig wird, am ganzen Körper zittert und den restlichen Tag trotz Nahrungsaufnahme zu nichts mehr zu gebrauchen ist, eine Erfahrung, die die wenigsten Hobbysportler, die nicht im Ausdauerbereich trainieren, überhaupt machen, da die Belastungsphasen nicht entsprechend lang sind (dazu später mehr).

Konsequenz: Wenn es seit dem letzten Training Kohlenhydrate über die Nahrung gab, benötigt man unter normalen Umständen keine weiteren unmittelbar vor dem Training.

Natürlich können durch spezielle Pre-Workout-Nutrition Wachheit und Fokus erhöht, der Pump verbessert und, vorsichtshalber, die Leberspeicher aufgefüllt werden. Aber wie im Folgenden hoffentlich verständlich wird, werden die meisten von einem Training auf nüchternen Magen profitieren.

Was ist mit Muskelschutz durch Aminosäuren?

Wer Fastenkonzepte befolgt und/oder direkt morgens nach dem Aufstehen trainiert, wird nicht nur einen nüchternen Magen haben: Die Kohlenhydratspeicher der Leber können als teilweise geleert betrachtet werden, da unser Gehirn kontinuierlich Kohlenhydrate eingefordert hat, während wir davon ganz unbeeindruckt schliefen.

Das bedeutet jedoch nicht, dass der katabole Teufel bereits an der Tür geklopft hat und wir uns schon in einer Phase des akuten Muskelabbaus befinden würden. Unserem Körper steht dank unseres Körperfetts eine in Unmengen vorhandene Energiequelle zur Verfügung, auf die er unter normalen Umständen geduldig zurückgreifen kann, wenn wir nicht den bereits beschriebenen Umzug durchführen, sondern auf der Couch liegen, auf dem Bürostuhl sitzen oder auch nur im Schritttempo von A nach B unterwegs sind (egal ob im Auto oder zu Fuß).

Eine Trainingseinheit am Eisen schießt also niemanden ins katabole Nirwana: Die Muskulatur ist gut versorgt, wie wir bereits ausführlich festgestellt hatten und im Weiteren noch besser verstehen sollten.

Wer dennoch den Aminosäurepool pushen will, kann einfach zu einem Whey-Protein in Wasser 30 Minuten vor Trainingsbeginn zurückgreifen. Hierbei gilt es aber zu bedenken, dass die Leber ihre eigene Energiegewinnung bei solch einem Bombardement mit Aminosäuren auf Aminosäurenverstoffwechselung umstellt.

Ein Teil der Aminosäuren wird also durch die Leber verbraucht. Ihr Konsum beschränkt sich in dieser Phase auf ca. fünf Gramm pro Stunde – zehn Gramm BCAAs im Pre-Workout-Shake lassen aber immer noch genug Aminosäuren für unsere Muskulatur übrig. Deutlich größere Mengen bieten keinen größeren Vorteil.

Kurzer Zwischenstopp: Was bedeutet das für das Fasten?

Letztendlich ist die Einnahme von BCAAs im Rahmen eines regulären Bodybuilding-Trainings in erster Linie eine Maßnahme für den Kopf – aber die Bedeutung der Psyche sollte nicht unterschätzt werden! Dennoch sollte bedacht werden, dass eine Eiweißzufuhr, die über ein paar Gramm BCAAs hinausgeht, durchaus die durch das Fasten eigentlich ausgedehnte Fettverbrennung bremsen kann, denn auch Aminosäuren führen zu einem Insulinanstieg.

Die genannten „Gegenspieler“ Adrenalin, Glukagon und Cortisol sinken ab und die Leber wird einen Teil der über die Nahrung zugeführten Aminosäuren dazu nutzen, die eigene Energiegewinnung zu gewährleisten und den Blutzuckerspiegel stabil zu halten – diese also zu Kohlenhydraten umzuwandeln.

Unterm Strich ist dies aber nicht zwangsläufig kriegsentscheidend und wer mental ein besseres Gefühl hat, weil er 30 Gramm Whey oder zehn Gramm BCAAs vor dem Training zu sich genommen hat, kann dies in der Praxis ohne Bedenken tun.

Während des Trainings: Was verbraucht der Körper überhaupt?

Viele Trainierende neigen dazu, den Kalorienverbrauch während einer Krafttrainingseinheit deutlich zu überschätzen. Wer aber daran interessiert ist, die Nährstoffzufuhr nach dem Training zu optimieren, sollte sich darüber im Klaren sein, was der Körper überhaupt benötigt – keine Angst, ich werde das Ganze so knapp und pragmatisch wie möglich darstellen.

Damit unsere Muskulatur arbeiten kann, benötigt diese ATP (Adenosine Triphosphate), das in den Muskelzellen in ausgesprochen geringen Mengen gespeichert ist. Die Literatur geht davon aus, dass sich die Vorräte in weniger als zwei (!) Sekunden (!!) bei maximal möglicher Belastung leeren. Ohne ATP sind keine weiteren Muskelkontraktionen möglich, jede Bewegung würde zum Stillstand kommen. Entsprechend benötigt der Körper effektive Wege, um schnell neues ATP zu bilden. Die folgende Grafik stellt die Energiebereitstellung während einer andauernden maximalen Belastung dar. Maximal heißt: so schnell, stark, intensiv wie dauerhaft möglich (was sich zwangsläufig mit der Zeit verringern wird – niemand hält seine 100-Meter-Pace auf 1000 Metern durch).

Während in den ersten zehn bis 30 Sekunden vor allem Kreatinphosphat dazu genutzt wird, ATP zu resynthetisieren, gewinnt die anaerobe Glukoseverstoffwechselung in der Phase bis zu zwei Minuten an Bedeutung, bis schließlich die aerobe Verstoffwechselung, also die Energieerzeugung unter Zuhilfenahme von Sauerstoff, den entscheidenden Anteil übernimmt.

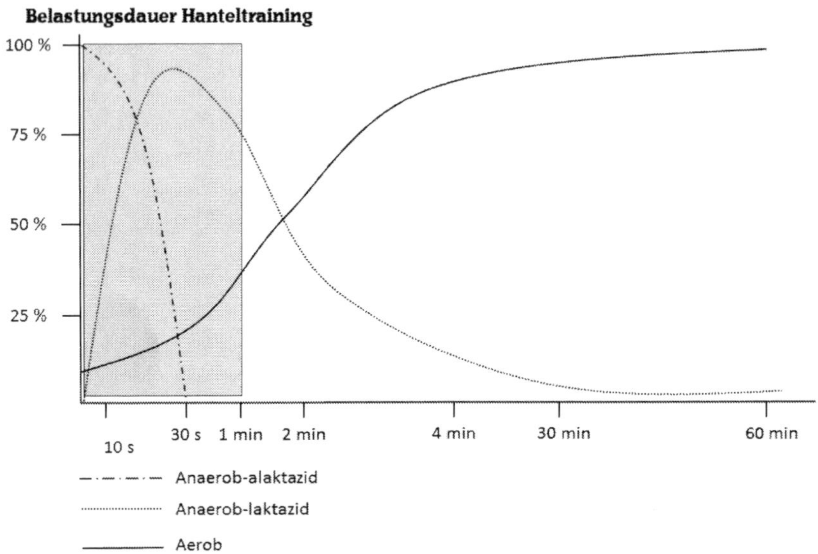

Systematische Darstellung der Energiegewinnung: Je nach Literatur verschieben sich die Zeiten ein wenig.

Während davon ausgegangen werden kann, dass in den ersten acht Minuten noch überwiegend Kohlenhydrate verbraucht werden, gewinnt die Fettverbrennung zur Muskelenergiegewinnung danach an Bedeutung, bis die Kohlenhydrate nach ca. 60 Minuten nur noch eine sehr geringe Relevanz besitzen.

Eiweiß spielt dagegen keine bedeutende Rolle bei der Energiegewinnung im Training, weshalb es in der sportwissenschaftlichen Literatur oftmals gar nicht erst erwähnt wird. Erst nach ca. 60 Minuten greift die Muskulatur auf die vorrätigen Aminosäuren zurück – sie stellen dann immerhin bis zu 10 % der benötigten Energie zur Verfügung. Noch einmal: bei konstanter Belastung!

Das ist in Zustand, der im Hantelbereich des Fitnessstudios nicht erreicht wird. Aminosäurenpräparate zum Muskelschutz sind daher eher ein Produkt mit starkem Marketing als tatsächlich essentieller Bestandteil der Ernährung. Das bedeutet nicht, dass Aminosäuren nutzlose Geldverschwendung wären, aber sie sind weniger erforderlich, als manch einer es der Supplement-Industrie abgekauft hat. Ich selbst nehme allerdings BCAAs während des Trainings. Irgendwo ist man doch ein wenig Teil der Shaker-Generation, für die Aminosäuren allein schon für die Psyche zum Training gehören. Zurück aber zu unserer Energiegewinnung:

Es besteht sicherlich Einigkeit darüber, dass ein gewöhnlicher Arbeitssatz im Hanteltraining kaum länger als 60 Sekunden dauert, oftmals sogar in weniger als 30 Sekunden beendet ist.

Die Fettverbrennung spielt also für die direkte Energiegewinnung der belasteten Muskulatur im (Kraft-)Training praktisch keine Rolle. Selbst Cardiotraining, wie es von den meisten Trainierenden (während der Diät) absolviert wird, lässt kaum zusätzliches Körperfett dahinschmelzen, wie noch vorgerechnet werden soll. – Wir sollten uns darüber hinaus immer an das Kapitel zum Grundumsatz erinnern: Körperliche Aktivität sorgt für einen begrenzten zusätzlichen Kalorienverbrauch, da (mehr der Orientierung dienende) Angaben auf diversen Fitnessgeräten auch bereits den eigentlichen Umsatz mitberücksichtigen; was natürlich nicht heißt, dass Cardiotraining keine Berechtigung im Sport hätte!

Wenn Fettverbrennung stattfindet, werden in erster Linie in der Muskulatur gespeicherte Fetttröpfchen zur Energiegewinnung herangezogen und erst nach annähernd einer Stunde beginnt (freigesetztes) Körperfett einen wesentlichen Anteil auszumachen.

Die nächste Grafik zeigt den Anteil der einzelnen Nährstoffe an der Energiegewinnung bei 65 % VO-Max, was umgerechnet in etwa 80 % der maximalen Herzfrequenz entspricht. Dauerhaft! Das entspricht bei einem 20-Jährigen in etwa – wohlgemerkt abhängig von Gewicht, Trainingszustand, Genetik usw. – einem Puls von etwa 160.

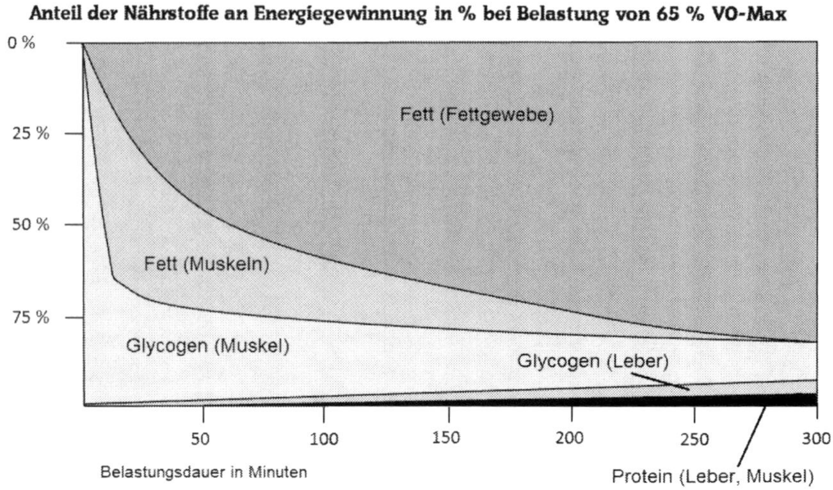

Anteil der Nährstoffe an der Energiegewinnung nach Schek

Wir als Sportler sollten also beginnen umzudenken:

Sportliche Aktivität sollte in erster Linie die (Muskel- und Mitochondrien-) Proteinsynthese ankurbeln und die Kohlenhydratspeicher leeren. Dies ist der Beitrag, den sie zur Reduzierung von Körperfett leisten kann. Weder der Kalorienverbrauch pro Trainingseinheit noch die direkte Inanspruchnahme von Fett zur Energieerzeugung spielen eine nennenswerte Rolle. Fettverbrennung findet vor allem außerhalb des Trainings statt und wird über die Kalorienzufuhr und das Nährstofftiming gesteuert.

Ausnahmen hiervon sind tatsächlich Ausdauerleistungen, die (deutlich) über 60 Minuten gehen, aber dennoch mit einer gewissen Intensität durchgeführt werden. Intensität bedeutet für mich, dass die Pace bei einem Dauerlauf lediglich 20 bis 30 % langsamer sein sollte als die Geschwindigkeit, die man über 60 Minuten halten könnte. Das bedeutet, wer es gut schafft, in 60 Minuten zwölf Kilometer zu laufen (Pace 5:00 min), darf die längeren Ausdauerläufe auf nüchternen Magen mit einer Pace von 6:00 bis 6:15 min angehen, gern etwas zügiger. Entscheidend ist das konstante Halten der Geschwindigkeit. So ein Vorgehen hat sich in der Praxis bewährt, auch wenn es von den üblichen Herzfrequenzplänen, die in der Läufer-Community beliebt sind und sicherlich ihre Berechtigung haben, abweicht.

Aus diesem Grund predige ich in meinen Trainingsprogrammen auch immer das Prinzip der intensiven, maximal dauerhaften Ausdauerleistung. Steady-state as fast as possible! – wenn es nicht lange Einheiten über 60 Minuten sind.

Es sollen also weder Tabata oder sonstige HIIT-Konzepte noch Slow and Steady durchgeführt werden, wie es die meisten Trainierenden immer noch hartnäckig betreiben. Beides ist in Bezug auf eine Körperfettreduktion ineffektiv(er), aber das wäre das Thema eines anderen Buches. Kommen wir daher zur Energiebereitstellung und zum -verbrauch während des Trainings zurück. Sobald die Langhantel abgelegt ist, der Sprint gestoppt oder die Pedale nicht länger getreten werden, beginnt die Regenerationsphase des Körpers.

Zur Übersicht unterscheiden wir in drei Phasen, wobei ich mich hier lediglich auf ernährungsrelevante Aspekte beziehe (in der Praxis spielen auch neuronale und muskuläre Vorgänge eine Rolle, die wir hier aber der Einfachheit halber ausklammern):

- Phase 1: bis ca. 15 Minuten nach der Belastung
- Phase 2: bis zu fünf Stunden nach der Belastung
- Phase 3: bis zu 36 Stunden nach der Belastung

In **Phase 1** werden die Kreatinphosphatspeicher, die ja zuvor im Rahmen der ATP-Resynthese geleert wurden, wieder aufgefüllt. Dies kann bis zu fünf Minuten in Anspruch nehmen. Darüber hinaus wird das Laktat (ein Stoffwechselendprodukt, das bei anaeroben, intensiven Belastungen anfällt) in dieser Zeit zum Großteil abgebaut, wobei dieser Prozess bereits parallel mit dem Einsetzen der Laktatproduktion beginnt. Aus diesem Grund steigt der Laktatspiegel bei Belastung zunächst an und bleibt dann auf einem konstanten Level, solange die intensive Belastung fortgeführt wird.

In **Phase 2** erfolgt eine vermehrte Ausschüttung des Schilddrüsen-hormons Thyroxin (T4), was mit einer Erhöhung des Grundumsatzes einhergeht. Der Stoffwechsel verschiebt sich wieder zunehmend in Richtung Fettverbrennung und die Proteinsynthese in der belasteten Muskulatur erhöht sich. Interessanterweise erreicht die Proteinsynthese nach ca. 24 Stunden ihren Höhepunkt und flacht dann innerhalb von 36 Stunden wieder auf ihr Ausgangsniveau ab.

In der abschließenden **Phase 3** bleibt die Stoffwechselrate bis zu 36 Stunden nach dem Training erhöht. Dies gilt allerdings nur, wenn zuvor eine Belastung erzeugt wurde, die bei 50 bis 60 % der maximalen Herzfrequenz lag. Bei einem 60-minütigen Hanteltraining mit ständigen Pausen wird diese Phase kürzer ausfallen als beispielsweise bei einem 60-minütigen Dauerlauf an der Belastungsgrenze. Darüber hinaus sollten die Muskelglykogenspeicher nach spätestens 36 bis 72 Stunden bei entsprechender Ernährung wieder gefüllt sein.

Hierbei ist zu beachten, dass ca. 20 Minuten einer andauernden maximalen Belastung mithilfe der Glykogenspeicher der beanspruchten Muskulatur überbrückt werden können und erst dann auf Glukose aus dem Blut zur Energiegewinnung zurückgegriffen wird. Beim Krafttraining werden ca. 25 bis 40 % der Glykogenvorräte der beanspruchten Muskulatur verbraucht, was am beliebten Bizepstag keine sonderliche Menge darstellt, die ein anschließendes Maltodextrininferno rechtfertigen würde.

Rechenspiel: Wie viele Kohlenhydrate verbrauche ich am Beintag?

Die Literatur hält sich recht bedeckt, was den tatsächlichen Kohlenhydratverbrauch während des Krafttrainings betrifft. Was würde dieser Wert aber für die Praxis bedeuten?

Die Beinmuskulatur (nicht das Beingewicht!) macht ca. 30 % der Gesamtmuskulatur aus. Proportional hierzu sind auch 30 % unseres Muskelglykogens im Unterkörper gespeichert. Gehen wir von einem gut trainierten, muskulösen Athleten aus, der mit 500 Gramm entsprechend relativ große Glykogenspeicher hat, entspräche dies ca. 150 Gramm Glykogen, das in der Beinmuskulatur vorrätig ist.

In einer isolierten Beineinheit würden rechnerisch ca. 30 bis 60 Gramm Kohlenhydrate verbraucht werden – 20 % bis 40 % von 150 Gramm eben, simple Mathematik.

Der kraftsporterfahrene Leser mag an dieser Stelle einwenden, dass je nach Gestaltung des Beintrainings (Freihantel- oder Maschinentraining, Mehrgelenks- oder Isolationsübungen) noch weitere Muskelbereiche belastet werden können – schließlich beansprucht beispielsweise das Kreuzheben die gesamte Rückenpartie bis hoch zu den Trapezmuskeln. Dem ist entgegenzustellen, dass wir mit 500 Gramm und 40 % Verbrauch bereits von einem sehr muskulösen Athleten ausgingen, der ein maximal intensives Training ausführt – wir haben uns quasi bereits ein rechnerisches Polster gegönnt.

In der Praxis dürften sich die meisten Sportler (aufgrund geringerer

Glykogenspeicher und/oder geringerer Belastung) nach einem Beintag wohl zwischen 40 und 75 Gramm Muskelglykogen einpendeln.

Diese Berechnung ist in erster Linie als eine Art Planspiel zu verstehen und soll ein wenig für den (vermeintlichen) zusätzlichen Bedarf an Kohlenhydraten nach dem Training sensibilisieren. Den Bizepstag rechne ich da besser erst gar nicht vor.

Die optimale Post-Workout-Nutrition: Makronährstoffe

Gibt es so etwas wie eine optimale Post-Workout-Nutrition? Das ist sicherlich ein Thema, das einige Beteiligte fast schon zur Religion erheben und dabei unnötig „aufblasen".

Ja, die Proteinsynthese (zur Erinnerung: die Neubildung von Mitochondrien und – was die meisten Leser natürlich noch mehr interessieren dürfte – Muskulatur) wird durch intensives Training angeregt. Ja, nach dem Training ist die Stoffwechselrate noch für Stunden erhöht und der Kalorienverbrauch auch im Ruhezustand ist erhöht. Ja, Insulin wird benötigt, um Nährstoffe in die (Muskel-)Zellen zu transportieren. Die Liste mit generell richtigen Argumenten ließe sich noch immens erweitern, dies ändert jedoch nichts daran, dass sich viele Trainierende zu sehr auf einzelne Aspekte fokussieren, ohne das große Gesamtbild zu betrachten.

Wer 100 Gramm Maltodextrin in seinen PWO-Shake schüttet, um den Insulinspiegel nach dem Training ansteigen zu lassen,

- führt deutlich mehr Kohlenhydrate zu sich, als er während des Trainings in der Regel verbraucht hat.
- hat 100 Gramm mikronährstoffarme und damit mehr oder weniger „leere" Kohlenhydrate zu sich genommen.
- denkt zu stark in Extremen und „peitscht" die Bauchspeicheldrüse quasi zu unverhältnismäßig starken Insulinanstiegen.
- spült deutlich zu viele Kohlenhydrate auf einmal durch seinen Körper, die in der Leber im Zweifelsfall schließlich zu Fett umgewandelt werden (müssen), wenn die Speicher nicht genug geleert wurden.
- überschätzt das „anabole Fenster" und den tatsächlichen Muskelzuwachs aus einer einzelnen Trainingseinheit.

Sinnvoller wäre es daher, die Mahlzeit nach dem Training an die eigenen

Bedürfnisse anzupassen. Dabei gilt:

Wichtiger als die unmittelbare Mahlzeit nach dem Training ist die gesamte Ernährungsweise. Wer 30 Gramm Whey nach dem Training in den Shake packt, aber ansonsten kaum Protein zu sich nimmt, seinen Mikronährstoffhaushalt nicht im Griff hat oder den restlichen Tag nicht bedarfsgerecht isst, hat nichts gewonnen.

Die Post-Workout-Nutrition, wie die unmittelbare Mahlzeit nach dem Training bezeichnet wird, ist also nur ein Puzzleteil – und keines, das überbewertet werden sollte! Dennoch möchte ich dem Leser einen kleinen Vorschlag in puncto bedarfsgerechter Post-Workout-Mahlzeit unterbreiten. Folgende Punkte sollten dabei beachtet werden:

- bedarfsgerechte Makronährstoffe,
- bedarfsgerechte Mikronährstoffe,
- Aufnahmefähigkeit.

Beginnen wir mit den Makronährstoffen nach dem Training. Wie wir inzwischen verstanden haben, ist der Verbrauch an Kohlenhydraten im Laufe des Trainings nicht übermäßig groß. Außerdem ist uns bewusst, dass die Quelle bzw. Komplexität der Kohlenhydrate weniger bedeutsam ist als gemeinhin angenommen.

Die folgende Grafik zeigt noch einmal, wie stark beispielsweise Glukose, Kartoffeln oder Weißbrot den Blutzuckerspiegel ansteigen lassen. Wir sehen, dass sich der Blutzuckerspiegel bei einer isolierten Gabe nach knapp 90 Minuten fast wieder normalisiert hat. Die Kohlenhydrate haben also entweder in den Zellen oder in der Leber Einkehr gehalten, um dort verbraucht, gespeichert oder in Fett umgewandelt zu werden.

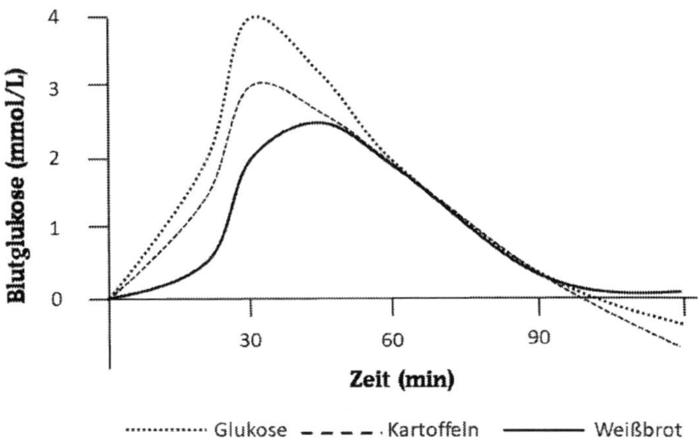

Die Grafik sollte nicht mit der Menge des ausgestoßenen Insulins verwechselt werden, die im Zusammenhang mit Post-Workout-Kohlenhydratpräparaten immer wieder thematisiert wird. Diese gäbe lediglich Auskunft darüber, wie viel des Hormons notwendig wäre, um den Blutzuckerspiegel wieder zu normalisieren, wie wir bereits lernten.

Da wir wissen, dass die Muskelproteinsynthese nach dem Training deutlich länger als zwei Stunden erhöht ist, ist die reine Quelle der Kohlenhydrate erst einmal zweitrangig bzw. die jeweiligen Kohlenhydrate, die das Lebensmittel liefert, von weniger großer Bedeutung. Innerhalb von 90 bis 120 Minuten ist unser Blutzuckerspiegel sowieso wieder auf Normalniveau gesunken, sodass es keinen Grund gibt, die Bauchspeicheldrüse unnötig zu strapazieren.

Aber könnte man nicht meinen, dass noch mehr Insulin nicht eine noch stärkere anabole Reaktion hervorruft, dank der die Muskulatur noch schneller mit Nährstoffen versorgt ist? Nein. Dies kann man sich mithilfe des aus den Wirtschaftswissenschaften bekannten Prinzips des Grenznutzens verdeutlichen, das ich gleich anhand eines Beispiels erläutern will:

Angenommen, man geht am Wochenende mit Freunden feiern und beschließt, sich zu betrinken, was auch unter Sportlern vorkommen soll. Während der erste Schnaps noch spürbare Wirkung zeigen wird, führt das zweite Glas bereits zu weniger starken Veränderungen, auch wenn diese noch deutlich merkbar sind.

Ob man dann aber schließlich irgendwann ein elftes oder zwölftes Glas trinkt, macht keinen Unterschied mehr. Man ist bereits stark alkoholisiert und weitere Schnäpse würden keinen weiteren Vorteil mit sich bringen.

Ähnlich ist es auch mit dem Insulinanstieg. Das Hormon ist notwendig, um Nährstoffe in die Zellen zu fördern, aber das Motto „Viel hilft viel!" wäre hier falsch gewählt. – Im Gegenteil: Wie zu viele Schnäpse, führt auch zu viel Insulin dauerhaft zu gesundheitlichen Problemen.

Die Insulinresistenz beschreibt den Zustand, wenn unsere Zellen übermäßige Mengen des Hormons benötigen, um den Blutzuckerspiegel absinken zu lassen, ein an Bedeutung gewonnenes Problem in der westlichen Welt, das mit einer Vielzahl an Krankheiten verbunden ist.

Wer dann noch einen Blick ins Profi-Bodybuilding-Lager wirft, wird feststellen, dass viele ehemalige Athleten, die ihren Körper lange auf höchstem Niveau forderten, an Diabetes (und daraus – und nicht aufgrund von Proteinkonsum – resultierenden Nierenproblemen) leiden (soweit der Einzelne überhaupt über seine gesundheitlichen Probleme öffentlich spricht). Künstliche Insulingaben, die eine deutlich längere Halbwertzeit haben als das natürlich produzierte Hormon, tragen einen weiteren Teil dazu bei, aber das soll nicht Thema dieses Buches werden.

Wir sollten unsere Kohlenhydratquelle also nicht allein unter dem Kriterium des Blutzucker- und Insulinanstieges wählen, sondern uns viel eher für Ressourcen entscheiden, die im gleichen Zuge Mikronährstoffe liefern!

Schauen wir uns aber erst mal noch die weiteren Makronährstoffe an. Fett, um es kurz zu machen, wird unmittelbar nach dem Training nicht benötigt und bietet keinerlei Vorteile, sodass die erste Mahlzeit nach dem Training fettarm/-frei bleiben darf. Dies sollte jedoch nicht als Anlass für eine Post-Workout-Fettphobie genommen werden – hierzu später mehr.

Das größere Gewicht entfällt auf die Wahl der Proteinquelle. Wir lernten bereits, dass Protein aus proteinogenen Aminosäuren besteht, die wiederum in essentielle und nicht-essentielle Aminosäuren zu unterscheiden sind, deren Verteilung in einer Proteinquelle wiederum deren biologische Wertigkeit bestimmt. Diese sollte sicherlich nicht überbewertet werden, aber ein Wert von über 80 stellt zumindest sicher, dass die wichtigen essentiellen Aminosäuren in akzeptabler Menge vorhanden sind.

Um die Proteinsyntheserate, also wie stark es zu einem erneuten Aufbau kommt, nach dem Training zu optimieren, ist aber vor allem die Aminosäure Leucin von großer Bedeutung: Drei Gramm Leucin haben sich in der Forschung als effektive Menge herauskristallisiert, um die Proteinsynthese signifikant ansteigen zu lassen.

Die folgende Liste zeigt **Nahrungsmittel mit besonders hohem Leucingehalt** (die Werte stehen für die enthaltene Leucinmenge je 100 g):

- Kuhmilch: 350 mg
- Magerquark: 1.390 mg
- Gouda: 2.620 mg
- Parmesan: 3.500 mg
- Kalbfleisch: 1.890 mg
- Schweinefleisch: 1.920 mg
- Rindfleisch: 1.950 mg
- Hühnerbrust: 1.980 mg
- Kabeljau: 1.690 mg
- Lachs: 1.770 mg
- Makrele: 1.800 mg
- Thunfisch: 2.170 mg
- Erdnüsse: 2.030 mg
- Sojabohnen: 2.840 mg
- Whey-Protein: > 10.000 mg

An pflanzlichen Quellen sind vor allem die Erdnüsse und Sojabohnen, aber auch Linsen und Erbsen hervorzuheben, die bei 100 bzw. knapp 150 Gramm des jeweiligen Lebensmittels ca. drei Gramm Leucin bieten. Wie wir gesehen haben, kommt jedoch kein Lebensmittel auch nur annähernd gegen ein hochwertiges Whey-Protein an, das auf 100 Gramm mehr als zehn Gramm Leucin liefert. Dank seiner flüssigen Darreichungsform kann das Molkenprotein zudem den Darm schneller erreichen als jede feste Nahrung und sorgt damit bereits innerhalb von 30 Minuten für den gewünschten Aminosäureanstieg im Blut.

Die Wahl der optimalen Proteinquelle dürfte damit geklärt sein. Als vegane Alternative empfiehlt sich Sojaisolat, das im Gegensatz zu essbaren Sojaprodukten keine Phytoöstrogene enthält (wir erinnern uns: Diese Vorstufe des weiblichen Geschlechtshormons Östrogen kann bei übermäßigem Verzehr in unseren Hormonhaushalt eingreifen.) und immer noch knapp acht Gramm Leucin pro 100 Gramm liefert.

Die optimale Post-Workout-Nutrition: Mikronährstoffe

Generell sollte die Ernährung unmittelbar nach dem Training nicht als besondere Gelegenheit verstanden werden, in der plötzlich der gesamte Bedarf an Mikronährstoffen erfüllt werden muss. Weder ließe sich dies logistisch gut umsetzen, noch wäre es gegenüber einer gleichmäßigen Verteilung der Zufuhr über den Tag (beziehungsweise über das Essensfenster) vorteilhaft.

Dennoch kann es sinnvoll sein, die trainingsinduzierten Verluste unmittelbar wieder auszugleichen, denn der Körper verbraucht während der körperlichen Aktivität nicht nur Kohlenhydrate und Fette, sondern verliert auch, vor allem über den Schweiß, eine nicht unwesentliche Menge an Mikronährstoffen – besonders die Mineralstoffe und teilweise Spurenelemente sind hiervon betroffen. Die Angaben zu den tatsächlichen Verlustmengen schwanken, sodass wir hierzu einmal mehr nur Richtwerte aufzeigen können.

Das Ausmaß des Mikronährstoffverlusts ist wie immer eine sehr individuelle Angelegenheit und – um dies noch einmal zu betonen – jeder sportlich aktive Mensch sollte generell darauf achten, ausreichend mikronährstoffreiche Lebensmittel zu sich zu nehmen – ohne natürlich dabei auf Ausnahmen bei der Lebensmittelauswahl verzichten zu müssen. Die folgende Tabelle zeigt den Gehalt verschiedener Mikronährstoffe pro Liter Schweiß:

Elektrolyt/Spurenelement	Konzentration in Schweiß mg/l
Natrium	413–1839
Chlorid	533–3191
Kalium	121–313
Calcium	13–30
Magnesium	4–40
Eisen	0,07–0,5
Zink	0,03–0,83
Kupfer	0,49–0,98

Die Bandbreite ist, wie zu erkennen, zum Teil enorm groß, die Größenordnungen des Verlusts sollten jedoch deutlich werden.

Pro Stunde Sport kann der Körper bis zu 2,5 Liter Schweiß produzieren – einzelne Mineralstoffe können dabei im Grammbereich (!) verloren gehen.

Insbesondere der Natrium- und Chloridverlust ist bei starkem Schwitzen mächtig. Dies erklärt die Lust auf Salziges nach einem anstrengenden Training, schließlich ist gewöhnliches Kochsalz nichts anderes als Natriumchlorid. Selen, Chrom und Iod sind angesichts ihrer Verlustmenge weitere Mikronährstoffe, mit denen sich der ernsthafte Sportler auseinandersetzen sollte.

Kurzer Zwischenstopp: Was bedeutet das für die PWO-Ernährung?

Nach dem Training ist eine Mahlzeit sinnvoll, die sowohl den Makro- als auch den Mikronährstoffbedarf bedient. Meine simple Empfehlung: **30 g Whey** (biologische Wertigkeit von mindestens 104) **in 300 ml Milch** (1,5 % Fett – biologische Wertigkeit 85) **zusammen mit einer Banane.** Dies liefert (gerundet):

- 40 KH
- 35 P
- 6 F
- 365 kcal

und füllt die Mikronährstoffe wie folgt auf:

Elektrolyt/Spurenelement	Konzentration in Schweiß mg/l	300 ml Milch	1 Banane (120 g)	30 g Whey
Natrium	413–1839	360 mg	0,3 mg	150 mg
Chlorid	533–3191	303 mg	130 mg	
Kalium	121–313	465 mg	440 mg	
Calcium	13–30	360 mg	8,4 mg	
Magnesium	4–40	36 mg	36 mg	
Eisen	0,07–0,5		0,48 mg	
Zink	0,03–0,83	1,2 mg	0,24 mg	
Kupfer	0,49–0,98		0,12 mg	

Wohlbemerkt sind die Verlustwerte auf einen Liter Schweiß bezogen, was je nach Länge und Intensität der Trainingseinheit, Temperatur, Bekleidung, Veranlagung usw. auch unter- oder überschritten werden kann. Aber auch deutlich größere Ausscheidungen sind kein Grund zur Panik: Selbstverständlich verfügt unser Körper auch über Mikronährstoffvorräte und eine Trainingseinheit bedroht uns nicht in unserer Existenz, wenn wir nicht alle Vitalstoffe noch vor der Dusche zu uns führen.

Es sollte immer das große Ganze gesehen werden und wer seine Ernährung bereits so gestaltet, dass sie in der Lage ist, den speziellen Sportlerbedarf zu befriedigen, sollte in diesem Zuge auch bereits Herr über seine Mikronährstoffversorgung sein. Ich weiß, dass ich mich hier wiederhole, aber dieser Punkt wird in der Praxis immer wieder vernachlässigt.

Wer die Proteinzufuhr nach dem Training erhöhen möchte, kann das Protein auf bis zu 50 Gramm und/oder die Milchmenge auf bis zu 500 ml aufstocken. Alles darüber hinaus verstößt gegen unser bereits dargestelltes Grenznutzenprinzip. Die Extrakalorien sollte sich der Sportler lieber für mental befriedigendere Festnahrung aufsparen.

Die Entscheidung für Milch statt Wasser ist nicht nur durch die zusätzliche Protein- und Mikronährstoffzufuhr motiviert. Milch hält auch den Flüssigkeitshaushalt des Körpers stabiler, da die Urinabgabe geringer ausfällt als nach dem Wasserkonsum (dies liegt daran, dass Milch ein hypertones Getränk ist – mehr hierzu in der gleich folgenden Infobox).

Übrigens: Die vielfach geäußerte Sorge, der Fettgehalt der Milch könnte die Aufnahmegeschwindigkeit der Aminosäuren reduzieren, ist in der Praxis vollkommen irrelevant. WÄHREND körperlicher Belastung eignen sich hypo- oder isotone Getränke dagegen besser zur schnellen Flüssigkeitsversorgung.

Vor allem Ausdauersportler und extrem intensiv trainierende Athleten sollten isotonische Sportgetränke oder Schorlen wählen, um den Nährstoffverbrauch während des Trainings auszugleichen, wohlgemerkt bei entsprechend langen Belastungen.

Für Kraftsportler und Bodybuilder sollte (hypotones) Wasser während der Belastung absolut ausreichend sein. Wer möchte, kann zehn Gramm BCAAs darin anmischen. Sinn und Unsinn dieser Maßnahme sind ja bereits ausreichend beleuchtet worden und ich habe mich selbst bereits als BCAA-Trinker geoutet.

> Flüssigkeiten werden als hyperton bezeichnet, wenn diese bei der Verdauung im Darm mit Flüssigkeit angereichert werden müssen, um optimal aufgenommen zu werden. Sie weisen eine höhere Teilchendichte auf als das menschliche Blut (mit Teilchen sind Moleküle jeder Art, wie beispielsweise die angesprochenen Aminosäuren oder Zucker, aber auch Spurenelemente usw., gemeint).
>
> Die Aufnahmegeschwindigkeit hypertonischer Flüssigkeiten liegt unter der von isotonischen (gleiche Teilchendichte wie menschliches Blut) oder hypotonen (geringere Teilchendichte) Getränken.
>
> Milch gleicht den „Makel“ der etwas langsameren Aufnahmegeschwindigkeit aufgrund der sehr guten Nährstoffverteilung aus, die synergetisch wirkt (Magnesium wird beispielsweise durch die Laktose besser aufgenommen).

Muss es unbedingt Milch sein?

Diese Frage möchte ich gern im Namen aller Laktoseintoleranten und Veganer beantworten, aber auch für die wachsende Interessengruppe, die Milch gegenüber ein kritisches Verhältnis hat. Für sie wurde bereits Sojaisolat als vegane Alternative empfohlen.

Generell sollte sich niemand genötigt fühlen, Milch in den PWO-Shake zu geben, Whey zu trinken oder überhaupt einen Shake als erste Mahlzeit nach dem Training zu konsumieren. Wer aus ethischen Gründen oder aus anderer Motivation heraus auf eines der genannten Lebensmittel verzichten will, wird vermutlich kaum geringere Trainingserfolge verzeichnen. Dafür sind die Einflussfaktoren einfach zu mannigfaltig. Um jedoch zwei generelle Ängste zu zerstreuen, an dieser Stelle nur in aller Kürze:

Die Behauptung, dass Milch ungesund für die Knochen sei, konnte in Metauntersuchungen, also der Gegenüberstellung verschiedenster seriös angelegter Untersuchungen zu dieser Thematik, nicht bestätigt werden. Das bedeutet nicht, dass sich nicht anderslautende Studien im Internet finden ließen, wenn die Suchanfrage entsprechend gestellt wird ... dieses Thema würde hier jedoch zu weit führen.

Jeder Mensch „leidet“ unter Laktoseintoleranz. Die Frage ist jedoch, ab welcher Menge diese einsetzt: Es wurde bereits dargestellt, dass das Enzym Laktase notwendig ist, damit es im Darm zur Spaltung des Milchzuckers und damit der Aufnahme der Milchbestandteile Glukose und Galaktose kommen kann. Die körpereigene Laktaseproduktion ist höchst individuell und manch ein Organismus mag hierin so talentiert sein, dass auch größte Milchmengen beschwerdefrei verdaut werden können – vor allem auf nordische Ethnien trifft dies oftmals zu, wie bereits zuvor kurz thematisiert wurde.

Der optimale Zeitpunkt der Post-Workout-Nutrition?

Nachdem wir nun wissen, wie wir unsere Ernährung bzw. die erste Mahlzeit nach dem Training zielführend gestalten können, bleibt noch die Frage offen, wo der optimale Einnahmezeitpunkt liegt. Irgendwann nach einer Trainingseinheit, klar! Aber geht es nicht präziser?

Vor allem Anfänger zerbrechen sich oftmals den Kopf darüber, ob der PWO-Shake noch vor dem Cool Down auf dem Rad getrunken werden soll, bevor es unter die Dusche geht, oder ob denn noch in Ruhe der Weg nach Hause bestritten werden dürfe, ohne den Trainingseffekt aus der vorangegangenen Einheit vollkommen verpuffen zu lassen.

Dass das „anabole Fenster“ sich nicht schon wenige Minuten nach dem Training verschließt und somit kein Grund zur Panik besteht, wenn der Shaker vielleicht sogar mal zu Hause vergessen wurde, wird dem Leser hoffentlich bereits klargeworden sein. Die Proteinsynthese ist länger als nur 30 oder 60 Minuten nach dem Training angeregt und der Körper beginnt sich auch keinesfalls wegen ein paar Bizeps-Curls selbst zu verdauen, wenn nicht umgehend neue Nahrung zugeführt wird.

Die Antwort auf die Frage nach dem optimalen Zeitpunkt ist viel eher im Zusammenhang mit der Intensität der Trainingseinheit zu beantworten:

In der Psychologie existieren verschiedene Modelle, die den Ablauf des Phänomens *Stress* in Stufen einteilen. Zusammengefasst kann man diesen Grundgedanken anhand eines simplen 4-Stufen-Modells auf das Training übertragen, da jede körperliche Aktivität ab einer gewissen Intensität ebenfalls Stress für den Körper darstellt.

Nach einer (bei guter Erwärmung) in der Regel gar nicht wahrgenommenen **ersten Phase**, in der der Körper aus seiner Homöostase (dem Zustand des Gleichgewichts) gerissen wird, folgt ein Adrenalinausstoß. Wir lernten bereits, dass dies gleichbedeutend mit der Bereitstellung von Energieträgern ist, auf die der Körper bei entsprechender Belastung nun zurückgreifen kann.

Darüber hinaus optimiert der Körper diesen Effekt, indem die Blutversorgung der einzelnen Körperpartien adjustiert wird. Während in Ruhe lediglich 25 % des zirkulierenden Blutes in die Muskulatur geleitet werden, sind es bei maximaler Belastung bis zu 90 %, die in (genutzte) Muskulatur und Haut gelangen.

Dauert die Trainingseinheit bei entsprechender Intensität lang genug an, steigt der Cortisolspiegel nach etwa einer halben Stunde und bleibt für die Dauer der Belastung auf einem erhöhten Niveau. Satzpausen oder sonstige kleinere Erholungsphasen führen nicht zum (vollständigen) Absinken von Blutdruck und Stresshormonspiegel.

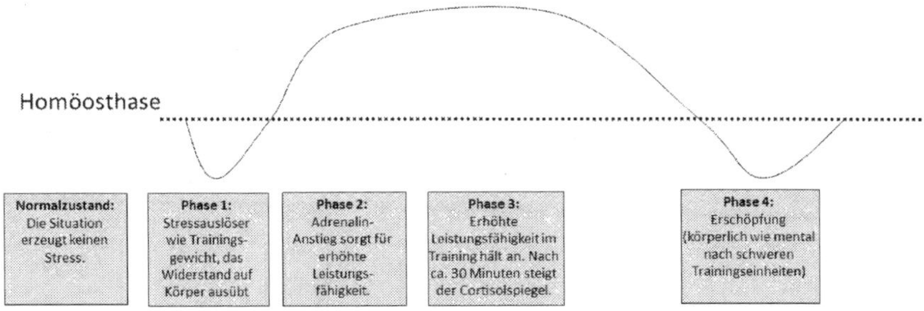

Phasen der Leistungsfähigkeit, die der Körper im Rahmen von intensiven Trainingseinheiten durchläuft

Erst das Ende der Trainingseinheit führt in die Erschöpfungsphase, in der sich die körperliche Leistungsfähigkeit spürbar verringert. Das Ende des Trainings bedeutet jedoch nicht das sofortige Absinken des Stresshormonspiegels. Je nach Härte der vorangegangenen Trainingsdauer, dauert es eine gewisse Weile, bis der Körper in den hormonellen Normalzustand zurückkehrt. Ein gutes Cool Down kann diesen Zeitraum verkürzen.

Wir lernten bereits bei der Einführung der Hormone, dass Adrenalin und Cortisol die Gegenspieler des Insulins sind. Gleichzeitig sind vor allem Bodybuilder und Kraftsportler daran interessiert, Regeneration und Muskelaufbau zu optimieren, indem sie den Insulinanstieg nach dem Training möglichst schnell möglichst stark ausfallen lassen.

Um beim Gleichnis der Waage zu bleiben, würde dies jedoch bedeuten, dass Kohlenhydrate mit einer möglichst extremen Insulinreaktion gewählt werden müssten, um die Insulinwaagschale so schnell wie möglich ins Übergewicht zu bringen. Wer dies versucht, quält seine Bauchspeicheldrüse zu (unnötigen) Höchstleistungen und riskiert mittelfristig Probleme mit seiner Insulinsensitivität.

Darüber hinaus lernten wir im Zusammenhang mit dem Randle-Zyklus, dass der starke Cortisolanstieg zu einer erhöhten Menge an freien Fettsäuren führt, was wiederum die Verstoffwechselung von über die Nahrung zugeführten Kohlenhydraten unmittelbar nach dem Training hemmen kann.

Woher weiß nun jedoch der Trainierende in der Praxis, wann die Stresshormone ausreichend abgesunken sind, sodass die erste Zufuhr der Post-Workout-Nutrition zielführend ist? Die Antwort ist erneut das *gesunde Hungergefühl*!

In der Praxis wird sich die Übermacht der Stresshormone in erster Linie durch die völlige Abwesenheit von Hunger bemerkbar machen, selbst wenn

dieser vor dem Training noch vorhanden war.

Im Ernstfall kann es sogar zu Übelkeit nach extremer Anstrengung kommen. Die Stresshormone signalisieren: Es herrscht gerade Ausnahmezustand, der Körper hat Besseres zu tun, als ausgerechnet jetzt Nahrung zu verdauen!

Aus diesem Grund kann das Einsetzen des Hungergefühls nach der Trainingseinheit als Signal verstanden werden, dass die Stresshormone auf dem Rückzug sind und sich eine Nahrungsaufnahme wieder anbieten würde. Vor allem schnell und leicht verdauliche PWO-Shakes, wie der bereits dargestellte, versorgen den Körper dann ohne weiteren zeitlichen Verzug mit den notwendigen Nährstoffen.

Die vorgeschlagene Kohlenhydratmenge ist darüber hinaus völlig ausreichend: Die Stresshormone regen die Leber ohnehin zu einer verstärkten Glukoseproduktion an. Das bedeutet, der Blutzuckerspiegel steigt im Training und vor allem in der unmittelbaren Nachtrainingsphase schon von ganz alleine an, ohne dass Nahrung zugeführt werden müsste.

Mit dem Absinken der Stresshormone lässt die Hemmung der Bauchspeicheldrüse nun nach und es wird vermehrt Insulin vom Körper abgegeben, ohne auch nur ein Gramm Kohlenhydrate über die Nahrung konsumiert zu haben. Zur besseren Übersicht noch einmal vereinfacht in einer Tabelle zusammengefasst:

Zeitpunkt	Hormonspiegel	Blutzucker	KH-Speicher	Hinweis
Pre-Workout (bisher gefastet)	Stresshormone ↓ Glukagon ↑ Insulin ↓	Stabiler Blutzucker mithilfe der Leber	Leberspeicher ↓ Muskelspeicher ↔	Ohne starke körperliche Beanspruchung verbraucht der Körper vermehrt Fett als Energieträger.
Training	Stresshormone ↑ Insulinproduktion gehemmt durch Stresshormone	Aufgrund der Stresshormone vermehrte Glukoneogenese der Leber Blutzucker steigt an!	KH-Speicher der Muskulatur leeren sich zum Teil Insulinunabhängig können Kohlenhydrate durch Muskulatur aufgenommen werden, jedoch nicht in dem Umfang, wie diese im Blut vorhanden wären.	Blutversorgung der Muskulatur verstärkt auf Kosten „weniger wichtiger" Organe wie Magen-Darm-Trakt
Ende Training	Stresshormone beginnen zu sinken Insulinproduktion immer noch gehemmt	Blutzuckeranstieg wird geringer und sinkt mit Absinken der Stresshormone	KH-Speicher der Muskulatur sind für die nächsten zwei Stunden verstärkt aufnahmefähig	Magen-Darm-Trakt immer noch schlechter mit Blut versorgt Mithilfe von kohlenhydratreicher Nahrung „mit Gewalt" den Insulinspiegel ansteigen zu lassen, würde eine unnötige Belastung der Bauchspeicheldrüse darstellen.
Einsetzen des Hungergefühls nach dem Training	Stresshormone auf normales Niveau gesunken Bauchspeicheldrüse nicht länger gehemmt und Insulinproduktion wird (auch ohne Nahrung!) angetrieben	Blutzuckerspiegel über normalem Niveau, sinkt nun mithilfe von Insulin ab	Füllen sich aufgrund des Insulinanstieges Sind innerhalb des zweistündigen Zeitfensters weiterhin besonders aufnahmefähig für Kohlenhydrate aus Nahrung	Durchblutung des Magen-Darm-Trakts nun wieder auf optimalem Niveau Nun ist der richtige Zeitpunkt, die erste Mahlzeit zu sich zu nehmen. Flüssige Nahrung benötigt ca. 30 Minuten, um ins Blut zu gelangen.

Vereinfachte Zusammenfassung des optimalen Zeitpunkts für die PWO-Mahlzeit

Wir lernten bereits, dass die Proteinsyntheserate mehrere Stunden nach einer intensiven Belastung erhöht ist und auch die Kohlenhydratspeicher der Muskulatur sind nach der Belastung ca. zwei Stunden vermehrt aufnahmefähig. Es gibt also keinen Grund, die erste Mahlzeit nach dem Training unmittelbar nach dem Ablegen der Hantel oder dem Öffnen der Schnürsenkel einzunehmen. Im Gegenteil ist der erhöhte Stresshormonspiegel ein umso besserer Grund, mit der Post-Workout-Nutrition so lange zu warten, bis sich das gesunde Hungergefühl bemerkbar macht.

Vertiefende Literatur zu diesem Teilkapitel:

- De Marees, Horst (2003): Sportphysiologie.
- Hargreaves, Mark/Spriet, Lawrence (2006): Exercise Metabolism.
- Raschka, Christoph/Ruf, Stephanie (2015): Sport und Ernährung: Wissenschaftlich basierte Empfehlungen, Tipps und Ernährungspläne für die Praxis.
- Schek, Alexandra (2013): Ernährung im Top-Sport: Aktuelle Richtlinien für Bestleistung.
- Tomasits, Joesf/Haber, Paul (2016): Leistungsphysiologie.

Periodisierte Ernährung: Intermittent Fasting 2.0

Bis hierher haben wir uns angeschaut, was in unserem Körper geschieht, wenn wir ihn nicht sofort nach dem Aufstehen oder auch nach dem Training mit Nahrung versorgen. Wir wissen nun, dass feste Zeitfenster sinnvoll sein können, um einen strukturierten Einstieg in dieses Konzept zu bekommen, letztlich aber das gesunde Hungergefühl ausschlaggebend dafür sein sollte, wann wir beginnen, etwas zu essen.

Wir wissen auch, dass an Nicht-Trainingstagen Protein mit etwas Gemüse eine gute Wahl ist, während über eine optimierte Post-Workout-Nutrition im letzten Abschnitt nachgedacht wurde. Wir haben also bereits einiges über das Fasten gelernt.

Zeit, ins nächste Level aufzusteigen: die zyklisch optimierte Fettverbrennung (im Zusammenhang mit Diät oder Verbesserung der Magermasse)

Aufbau oder Diät? Im Zickzackkurs zum maximalen Erfolg

Eine besonders markante Seite des Bodybuildings ist die Differenzierung zwischen dem sogenannten Aufbau und der sich damit abwechselnden Diät. Der Ursprung ist auf den Kern des Bodybuildings zurückzuführen (aus dem der heute von vielen gelebte, etwas salonfähigere „Lifestyle“ hervorging): den Wettkampf.

Den Gedanken, einen besonders muskulösen und gleichzeitig möglichst fett- und wasserfreien Körper auf der Bühne zu präsentieren, verfolgten schon die ersten Wettkampfpioniere vor etlichen Jahrzehnten. Dass letztgenanntes Ziel eine arg reduzierte Diät erfordert, die sich allerdings nicht mit dem Erstgenannten verträgt, wurde schnell offensichtlich. So entstand die Idee, die Phase zwischen den Auftritten für einen maximalen Muskelaufbau zu nutzen. – Die zwei Bodybuilding-Jahreszeiten waren geboren und werden bis heute von einigen bis zum Exzess be- und übertrieben. Nun sind Extreme bekanntlich selten die optimale Lösung und ausufernde Betonung der Aufbauphase hat schon so manch einen gnadenlos in die Verfettungsfalle gelockt.

Der Muskelaufbau durch intensive Trainingseinheiten bewegt sich im Milligrammbereich, sodass Gewichtszuwächse von 500 Gramm und mehr pro Woche, ab fortgeschrittenem Leistungslevel auch pro Monat, in erster Linie zusätzlichem Fettaufbau geschuldet sind.

Vor allem also Trainierende, die über das Anfängerstadium hinausgekommen sind, sollten ihr Vorgehen kritisch hinterfragen, wenn die Waage kontinuierlich nach oben schnellt. Ich empfehle dringend, von der „Alles oder nichts!"-Einstellung, die nur Schwarz und Weiß oder eben Massephase und Diät kennt, abzurücken. Auf- und abbauende Prozesse finden ständig statt und allein der 24-Stunden-Tagesrhythmus ist wie eine zyklische Phase zwischen Kalorienreduktion und Kalorienüberschuss zu verstehen.

Während im Training Periodisierungen mit verschiedenen Makro-, Meso- und Mikrozyklen bereits in der Antike Anwendung fanden und spätestens seit den Vorbereitungen der deutschen Olympiamannschaft im Vorfeld der Olympischen Spiele 1936 etabliert sind, fällt es den meisten Trainierenden schwer, ihre Ernährung an einer ganzheitlichen Periodisierung auszurichten.

Die grobe Unterscheidung in Aufbau und Diät macht Gebrauch von Makrozyklen – sehr lange Zeiträume mit langfristiger Zielstellung. Sie werden oftmals auf der Mikroebene – entsprechend sehr kurze Perioden – innerhalb einer Woche noch durch Carb Cycling oder Ähnliches verfeinert. Die wenigsten Sportler denken allerdings über strategische Mesozyklen nach, also Zeitabschnitte von mittlerer Länge (Weiteres zu den einzelnen Zyklustypen später), die extreme Makrozyklen unnötig machen würden. Versuchen wir also, ein vollständiges Bild herzustellen!

Periodisierung: Symbiose aus Training und Ernährung

Ernährung ist zweifelsohne einer der wichtigsten Faktoren auf dem Weg zum individuellen Trainingsziel. Sie ist maßgeblich an Energiebereitstellung, mentaler Frische, Regeneration, Belastungsbereitschaft, Motivation und vielen weiteren Aspekten beteiligt, die sich zum Teil gegenseitig beeinflussen und eine erfolgreiche Symbiose bilden können.

Während Periodisierung innerhalb der Trainingsplanung in fast allen Sportarten von hoher Bedeutung ist, gönnen die wenigsten (Kraft-)Sportler ihrer Ernährung ein festes Periodisierungskonzept, das ein ganzheitliches System darstellen würde. Betrachten wir zunächst, welche Bausteine es bereits gibt.

Als Anmerkung vorweg: Tatsächlich gibt es durchaus Diätphilosophien, die auf Fastenzyklen basieren, darunter Blutgruppendiäten, Sternzeichendiäten, „Entschlackungen" und sonstiges Fragwürdiges, das ohne jedes wissenschaftliche Fundament an den Kunden gebracht werden soll. Derartige vorrangig finanziell motivierte Strategien werden an dieser Stelle bewusst ausgeklammert.

Ebene	Differenzierung
Makroebene (Monate)	Diät und Aufbau; selten „Erhaltungsphase“
Mesoebene (Wochen)	
Mikroebene (mehrere Tage bis eine Woche)	Zyklische Zufuhr von Kalorien, Kohlenhydraten; selten zyklische Zufuhr von Fett

Die Makroebene wurde bereits angesprochen und in ihrer (im Bodybuilding) existierenden Form kritisch hinterfragt – wir kommen hierauf zu einem späteren Zeitpunkt zurück. Sehen wir uns zunächst die Mikroebene an.

Zyklische Kohlenhydratzufuhr ja, Ketose nein

Auf der Mikroebene wenden einige Trainierende durchaus verschiedene zyklische Konzepte an. Zyklisch bedeutet letztendlich nichts anderes, als dass es eine gewisse Wochenbilanz gibt, die erreicht werden soll. Stellen wir uns einen Plan vor, der den Verzehr von sieben Äpfeln pro Woche vorschreibt. Bei sehr großzügiger Planung ist es egal, ob ein Apfel täglich oder drei am Dienstag und vier am Donnerstag oder einfach sieben am Sonntag gegessen werden.

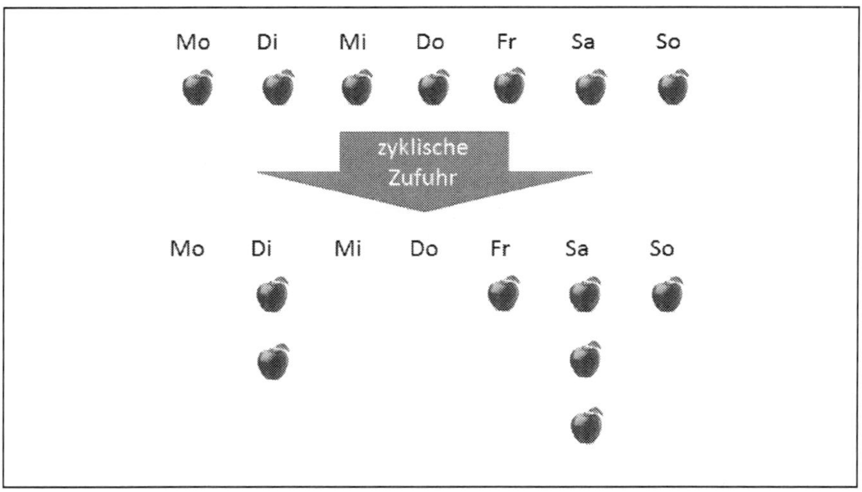

Natürlich plant in der Praxis niemand die Menge seiner Äpfel über die Woche (auf der Tageszyklusebene kann dies hingegen durchaus vorkommen – wir erinnern uns an die 5-4-3-2-1-Regel, die die Anzahl an Obst- und Gemüseportionen pro Tag vorschreibt). Es dient uns als bildliche Erklärung für das, was in verschiedenen Ernährungsplänen mit Kalorien oder auch Kohlenhydraten gemacht wird:

Anstatt einer täglich gleich großen Menge wird lediglich eine Wochenbilanz angesetzt. Oder – vor allem bei Kohlenhydraten beliebt – das Konzept sieht vor, dass unter der Woche möglichst Low Carb gegessen wird, während die Kohlenhydrate im Rahmen eines (möglichst fettfreien) Refeeds am Wochenende zugeführt werden.

Ein bekanntes Beispiel für die zyklische Kohlenhydratzufuhr ist sicherlich die Atkins-Diät oder die darauf aufbauenden, milderen Formen: Anabole und Metabole Diät. In allen drei Konzepten wird der Körper in die Ketose, deren Name hier an vorheriger Stelle schon gefallen ist, versetzt, bis am Wochenende Kohlenhydrate zugeführt werden. Befindet sich der Körper in der Ketose bzw. im ketogenen Zustand, werden auf der einen Seite Energieträger verstoffwechselt und auf der anderen Seite Kohlenhydrate hergestellt.

Sagt die Ketose denn eigentlich irgendetwas darüber aus, ob wir Körperfett verlieren? Nein. Sie ist lediglich ein Indikator dafür, dass wir so wenige Kohlenhydrate zu uns nehmen, dass der Körper auf alternative Energiesysteme umstellen musste.

Und ja, diese basieren, aus chemischer Sicht, auf der Verstoffwechselung von Fett. Die Ketose trifft aber keine Aussage darüber, welches Fett da verstoffwechselt wird – dass es sich ausgerechnet um das unliebsame Hüftgold handelt, sollte nicht pauschal angenommen werden.

Wer die Kohlenhydrate in Richtung Null schraubt und dennoch über Protein und Fett einen Kalorienüberschuss produziert, wird auch im Zustand der Ketose Gewicht zunehmen. Umgekehrt sorgt ein Kaloriendefizit auch ohne Ketose dafür, dass der Körper auf seine Speicher zurückgreift und wir abnehmen.

Die Ketose ist insgesamt also keine notwendige Voraussetzung für die Fettverbrennung und Gewichtsreduktion. Gleichzeitig führt eine derart kohlenhydratarme Ernährung oftmals zu einer zu geringen Ballaststoffzufuhr sowie einer verschlechterten Versorgung bestimmter Mikronährstoffe – wobei sich Letztgenanntes zumindest bei ausgesprochen sorgfältiger Planung vermeiden lässt.

Sinnvoller sind dagegen eine an das Trainingspensum angepasste Kohlenhydratzufuhr und einmal mehr das Vertrauen auf das gesunde Hungergefühl. Wie wir bereits gelernt haben, sind unsere Muskeln gute Kohlenhydratspeicher, die sich nicht schlagartig bei jeder Form körperlicher

Anstrengung entleeren. Der restliche Körper wird dagegen, wie wir auch bereits lernten, mithilfe der Leber gut versorgt.

Zyklische Kalorienzufuhr: Die (Eiweiß-)Bilanz muss stimmen

Sinnvoller ist dagegen das Erreichen eines bestimmten Kalorienkontos innerhalb einer Woche. Dies hat auch rein praktische Gründe: Schließlich können wir weder Training noch Mahlzeiten losgelöst von unserem Alltag betrachten und als Freizeitsportler sind wir stets mit beruflichen und privaten Verpflichtungen konfrontiert, die im Zweifelsfall Priorität besitzen – ja, auch das Buffetessen bei der Hochzeit des besten Freundes oder die liebevoll gebackene Torte der Großmutter am Sonntag sollte jeder halbwegs sozial kompetente Mensch dazuzählen. Und so kann es immer wieder zu Tagen einer hohen Kalorienzufuhr kommen, während ein stressiger Arbeitstag gefolgt von einer Autopanne auf dem späten Nachhauseweg auch mal unterkalorisch ausfallen kann.

Weder führt der tageweise Überschuss zu nachhaltigem Massezuwachs noch betreibt das Defizit Raubbau an der Muskulatur. Genauso wie ein Einkauf im Supermarkt (normalerweise) nicht den eigenen Dispo sprengt: Es kommt immer auf die Gesamtbilanz an.

Die Kalorienbilanz allein ist zweifelsohne eine tragende Säule des Muskelaufbaus, jedoch längst nicht der einzige Faktor. Intensives Training, eine ausreichende und hochwertige Proteinzufuhr und genügend Erholung und dies alles auf langfristige (!) Sicht umgesetzt, sind die eigentlichen Matchwinner im „Wie gewinne ich an Muskelmasse?“-Spiel, nicht aber die Frage, ob ein einzelner unterkalorischer Tag Einfluss auf die Massezunahme ausüben würde.

Aus diesem Grund empfehle ich, die Proteinzufuhr täglich auf einem konstanten Level zu halten – selbst wenn man die Kalorien zyklisch zuführt. Dies stellt sicher, dass dem Körper jederzeit eine ausreichende Aminosäurenauswahl für die vielfältigen Aufgaben zur Verfügung steht und keine (temporären) Mängel entstehen sollten.

Wo dieses Level liegen sollte? Hätte man Supplemente-Shops in den 90ern gefragt, wären Empfehlungen von drei Gramm je Kilogramm Körpergewicht nicht selten gewesen, ein Phänomen, das inzwischen aufgrund der Health Claims praktisch verschwunden ist. Wir hatten dagegen bereits 1,7 bis 2 Gramm als Werte im oberen Skalenbereich kennengelernt.

Während in einer Diät – vor allem bei Personen mit sehr hohem Körperfettanteil – sogar noch mehr Protein (temporär) sinnvoll sein kann, sind Kraftsportler und Bodybuilder in der Regel mit 1,5 bis 2 Gramm je Kilogramm Körpergewicht auf einer sehr sicheren Seite. Bedeutender als die absolute Menge ist in der Praxis vor allem die Variation, wie ebenfalls bereits betont wurde.

Kurzer Zwischenstopp: Was bedeutet das für das Fasten?

Wir notieren uns auf unserem imaginären Gedankenzettel also: Zyklische Kohlenhydratzufuhr, an das Training angepasst, kann Sinn machen, es ist jedoch weniger ratsam, in dauerhafte Extreme, wie die Ketose, zu verfallen (spezielle Ausnahmen, wie stark adipöse Menschen zu Beginn einer Diät, außen vor).

Eine zyklische Kalorienzufuhr über die Wochenbilanz betrachtet stellt bei gemäßigter Ausführung (d. h. keine Schwankungen zwischen Tagen extrem niedriger und extrem hoher Zufuhr) generell keine Gefahr für Trainingsleistung oder gezielte Körperveränderung dar, kann jedoch dabei helfen, die Ernährung besser in den sozialen Alltag zu integrieren.

Auch hierbei sollte unserem viel beschworenen gesunden Hungergefühl eine gewisse Autorität zugestanden werden: Wer noch 500 Kalorien auf dem Plan stehen hat, aber absolut gesättigt ist, sollte in der Regel auf seinen Körper hören und sich nicht selbst zwangsernähren. Wenn das Training intensiv genug ist, wird der Körper sich in ein bis zwei Tagen schon von allein bemerkbar machen und man ist dankbar, die zuvor gesparten Kalorien nutzen zu können.

Wir haben nun festgestellt, dass innerhalb einer Woche Mikrozyklen alleine schon aufgrund unseres niemals gleichen Alltags sinnvoll sein können. Doch wie schaut es mit einer zyklischen Ernährung über mehrere Wochen aus? Um dies besser beantworten zu können, sollten wir uns zunächst ins Bewusstsein rufen, was nach mehreren Tagen unterkalorischer Ernährung in unserem Körper passiert.

Die vier Hungerphasen

Hungern kann generell in vier Phasen unterschieden werden:

1. Postabsorptive Phase
2. Frühe Hungerphase
3. Späte Hungerphase
4. Prolongierte Hungerphase

Die **postabsorptive Phase** beschreibt die Zeit innerhalb weniger Stunden nach der letzten Nahrungsaufnahme. Diese Phase, die Rolle der Leber und wie der Körper in dieser Phase den Blutzuckerspiegel weiterhin stabil hält, haben wir bereits ausführlich besprochen.

Je nachdem, wie aktiv wir sind, werden innerhalb von 24 bis 36 Stunden nicht nur die Leberspeicher geleert, sondern auch die Speicher der Muskulatur vom Körper immer mehr in Anspruch genommen, sodass die Glukoneogenese verstärkt ablaufen muss. Die **frühe Hungerphase** tritt ein. Innerhalb der ersten sieben Tage wird diese Aufgabe noch zum allergrößten Teil von der Leber übernommen, danach beteiligen sich die Nieren zu einem bedeutenden Anteil. In den ersten Tagen werden Proteine bzw. glukogene Aminosäuren zur Synthese genutzt. Mit fortschreitender Dauer beteiligt sich der Fettstoffwechsel (bzw. das freiwerdende Glycerin) immer stärker an der Glukogenese. Dies kann man sich wie eine abfallende Kurve vorstellen: Werden am ersten Tag noch ca. 80 Gramm Aminosäuren für diesen Syntheseprozess benötigt, halbiert sich diese Menge am siebten Tag, da Fett zunehmend als Energiequelle in Anspruch genommen wird und das vermehrt frei gewordene Glycerin wiederum zur Glukoneogenese genutzt werden kann.

Es ist ein cleverer Kreislauf, den unser Körper da eingerichtet hat. Laut Fachliteratur ist von ca. 160 Gramm Fett auszugehen, die in den ersten Hungertagen zur Energiegewinnung herangezogen werden. Sie liefern lediglich 16 Gramm Glycerin zur Kohlenhydratherstellung, wobei die Leber insgesamt knapp 130 bis 200 Gramm Kohlenhydrate pro Tag herstellen kann (je nach Literatur gehen die Zahlen hier stark auseinander). Dieser gesamte Prozess ist sehr energieaufwendig, sodass es in den ersten Tagen der hier dargestellten Hungerphasen zu einem erhöhten Grundumsatz kommt. Wie groß dessen Bedeutung für unseren Kalorienverbrauch ist, haben wir bereits betrachtet.

Nach ca. vier Tagen beginnt die **späte Hungerphase**. Der Körper stellt innerhalb der folgenden Wochen seinen Stoffwechsel zunehmend auf die Fettverbrennung um, wobei die genauen Ursachen noch nicht gänzlich geklärt werden konnten. Ein sehr wahrscheinlicher Grund: Bei völliger Verweigerung der Nahrungszufuhr wäre die Muskulatur bei alleiniger bzw. überwiegender Inanspruchnahme von Aminosäuren schnell aufgezehrt, was nicht nur ein kosmetisches Problem darstellt – schließlich hängt auch unsere Fähigkeit zu flüchten, jagen oder zu atmen von funktionierenden Muskeln ab.

Die Umstellung ist also lebensnotwendig. Dies führt jedoch auch dazu, dass der gesteigerte Grundumsatz wieder rapide absinkt und nach ca. einer Woche unter sein ursprüngliches Niveau fällt. Gleichzeitig ist nun ein Absinken wichtiger Hormone festzustellen: Schilddrüse, Leptin und Testosteron werden zunehmend durch die Hungerphase beeinflusst, sodass die messbaren Spiegel zunehmend sinken. Der Körper stuft Prozesse wie Wachstum und Fortpflanzung als sekundär ein und unterdrückt die entsprechenden Botenstoffe. Eine Unterdrückung des Sättigungshormons Leptin wiederum soll unseren Appetit steigern und uns so endlich zur Nahrungsaufnahme motivieren.

Der Vollständigkeit halber sei noch darauf hingewiesen, dass die **prolongierte Hungerphase** nach fünf bis sechs Wochen eintritt und von einer absinkenden Glukoneogenese, einem Absinken des Grundumsatzes um bis zu 20 % und einer weiteren Umstellung des Stoffwechsels gekennzeichnet ist.

Die einzelnen Punkte sollten verdeutlicht haben, dass eine Diät, die über mehrere Wochen dauert (und diese Phase zum Teil in die Länge ziehen kann), verschiedene Einflüsse auf unseren Körper ausübt, die zu einem großen Teil nicht wünschenswert sind. Der große Nachteil beim Beginn des Hungerns besteht in der erhöhten Verstoffwechselung von Protein in den ersten Tagen der Hungerphase, der mit entsprechenden Maßnahmen entgegengesteuert werden müsste. Dies führt uns zum Konzept der Speedweek.

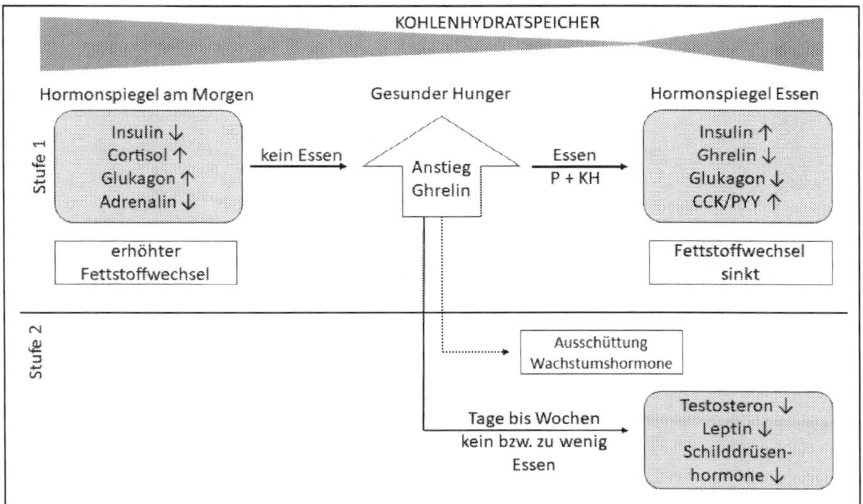

Zu lange Mangelversorgung sorgt für negative Effekte.

Die „7-Tage-Diät": Die Speedweek

Wir lernten bisher alles Notwendige, um das Konzept der Speedweek zu verstehen, weshalb ich die einzelnen Punkte nur noch einmal kurz in Erinnerung rufen will:

1. Wir lernten, dass der Körper zwei große Formen von Kohlenhydratspeichern besitzt: die Leber, die den Blutzucker stabil hält

und bis zu 24 Stunden überbrücken kann, sowie die Muskulatur, die nur bei intensiver Belastung geleert wird.

2. Wir lernten Hungerphasen kennen und erfuhren, dass die Fettverbrennung nach drei Tagen optimiert ist, nach fünf bis sieben Tagen jedoch die ersten negativen hormonellen Effekte eintreten.
3. Wir lernten, dass täglicher Kalorienverbrauch in erster Linie über Fett gewährleistet wird.

Ein 7-Tage-Zyklus ist ein guter Zeitraum, der sich in unseren Alltag einbinden lässt und nur kurzzeitig in die dritte Hungerphase führt bzw. diese mithilfe minimaler Nahrungszufuhr vermeidet. Gleichzeitig wird die verstärkte Fettverstoffwechselung über einen lohnenswerten mehrtägigen Zeitraum genutzt und die Glykogenspeicher der Muskulatur mithilfe entsprechender Belastung (Training) zu großen Teilen geleert. Wir führen also eine ganze *Speedweek* durch.

Ist die Speedweek für jeden geeignet?

Nein! Es gibt Hinweise darauf, dass Menschen, die aufgrund von Essstörungen in der Vergangenheit schwerwiegende hormonelle oder psychologische Probleme bekamen, auch nach Jahren noch Schwierigkeiten haben und eventuell zu Rückfällen neigen könnten.

Auch wenn die Speedweek also eine hormonschonende Vorgehensweise darstellt, würde ich im Zweifelsfall Männer und Frauen vom Einsetzen dieses Hilfsmittels abraten. Die Speedweek ist ein potentes Werkzeug, aber nicht die entscheidende Komponente bei einer langfristigen Formverbesserung!

Körperveränderungen sollten immer eine Lifestyleveränderung bedeuten, für die man sich Zeit nehmen darf.

Der Name „Speedweek" bezieht sich, wie man im Gesamtzusammenhang erahnen kann, auf eine zügige Abnahme innerhalb von wenigen Tagen. Wie eingangs betont, sollte im Zweifelsfall zuvor ein Arzt konsultiert werden. Darüber hinaus dient die Speedweek als zyklischer Einschub, der nicht zur dauerhaften Esssituation werden soll, wie im Folgenden noch betont wird.

Den Begriff las ich das erste Mal in einem Skript von Chris Eikelmeier und er gefiel mir so gut, dass ich diesen seit 2015 für verschiedene 20-Wochenprogramme, die ich mit hunderten von Klienten erfolgreich durchgeführt habe, übernahm. Wie genau Chris seine Speedweek gestaltet(e), ist im mir bekannten Skript nicht erläutert worden (es tauchte lediglich der Begriff auf). Das folgende Konzept basiert also auf eigenen Recherchen und wird von seiner Version abweichen.

Der generelle Gedanke ist letztlich nicht neu: Die Grundidee existierte bereits mit dem sogenannten *Protein Sparing Modified Fast* (PSMF), also ein „proteinsparendes (im Sinne von Muskelabbau-minimierendes) Fasten". Diese Methodik wurde in den 1970ern bei der Behandlung von adipösen Patienten erstmals angewandt und von Lyle McDonald im größeren Rahmen für Kraftsportler genutzt. Ein anderes Etikett ist die sogenannte Velocity Diet, die praktisch nur auf (Flüssig-)Protein als Nahrungsquelle und einem kohlenhydratreichen Refeed alle ein bis zwei Wochen besteht. Es gab also bereits einige Autoren, die den Grundgedanken solcher (temporärer) Radikaldiäten auch für Sportler in Betracht zogen, ohne diese jedoch in ein größeres Konzept einzubinden.

Wie soll sich die Speedweek nun gestalten? Ich selbst arbeite bereits seit inzwischen sehr langer Zeit mit dem Konzept und abgesehen von einigen geringfügigen Anpassungen blieb der Nahrungsmittelpool dabei immer derselbe, unabhängig von der Ausgangslage:

In der Speedweek gibt es täglich:

- *2 Eier*
- *1 Gurke ODER 200 Gramm Tomaten*
- *5 Gramm Fischöl*
- 150 Gramm Protein (Frauen können auf 100 Gramm reduzieren)
- 150 „Bonuskalorien"

Die *kursiv* geschriebenen Lebensmittel werden nicht mit in das Protein und die Bonuskalorien einberechnet. Das wirkt auf den ersten Blick etwas kompliziert? Es klärt sich spätestens mit den Beispieltagen am Ende des Buches.

Warum das Ganze? Generell ist die Speedweek durch eine relativ einseitige Lebensmittelzufuhr gekennzeichnet. Wir sind dennoch in der Lage, die kurze Phase einer eventuellen Unterversorgung mit Vitaminen und Mineralstoffen unbeschadet zu überstehen. Auch für wasserlösliche Vitamine besitzt der Körper einen Vorrat, der für mehrere Tage ausreicht, auch wenn dies oftmals missverständlich kommuniziert wird. Es besteht also keinerlei Notwendigkeit, Smoothies zu trinken, wie es ein Bekannter Diät-Programmanbieter missverstand und umsetzte, nachdem ich seine Mitarbeiter im Sommer 2016 schulte.

Dennoch gibt es eine Reihe an Nährstoffen, die der Körper benötigt. 30 Gramm Fett stellen, wie schon erläutert, ein tägliches Existenzminimum dar, das dem menschlichen Körper für die Verdauung und die Funktion der Organe zugeführt werden sollte. Aus diesem Grundgedanken heraus entwickelte sich auch die sogenannte 30-Gramm-Fett-Methode, die allerdings eher in die „Schlank im Schlaf"-Schublade gepackt als in Zusammenhang mit einem sportlichen Training angewendet werden sollte.

Die im Speedweek-Speiseplan enthaltenen zwei Eier sowie fünf Gramm Fischöl gewährleisten nicht nur die Mindestmenge an Fett, sondern auch die notwendige Zusammenstellung an unterschiedlichen Fettsäuren. Darüber hinaus liefert Eigelb eine Vielzahl an Mikronährstoffen.

Die Gurke bzw. die Tomaten dienen der Sättigung. Gurken liefern darüber hinaus Vitamin C (einziges Vitamin das in Eiern nicht enthalten ist) und eiweißspaltende Enzyme. An dieser Stelle sei darauf hingewiesen, dass eine gewisse Abgeschlagenheit bei derartiger Niedrigkalorienzufuhr absolut im Normbereich liegt und neue Bestleistungen am Ende der Speedweek nicht zu erwarten sind. Das Gemüse wird diese Effekte nicht abfangen können. Wer also nach einigen Tagen keine Gurke mehr sehen kann, muss diese auch nicht essen oder weicht auf Tomaten aus.

Den Kern des Plans stellen hingegen die 150 (bzw. 100) Gramm Protein dar. Diese dienen in erster Linie dem Muskelschutz, sodass der Körper nicht übermäßig Muskulatur abbauen muss, sondern auf über die Nahrung zugeführte Aminosäuren zurückgreifen kann.

Die Proteinquellen sollten hochwertig sein und ich empfehle, verschiedene Nahrungsmittel zu kombinieren, um die Aminosäurenzufuhr differenziert zu gestalten. Beispielsweise stellen Huhn und Rind offensichtlich tierische Eiweißquellen dar, aber ihre Aminosäuren liegen in unterschiedlichen Verhältnissen vor. Der Wechsel zwischen beiden Sorten ist also sinnvoll.

Da jede Proteinquelle jedoch auch immer Kohlenhydrate und/oder Fett, wenn auch oftmals in minimalen Mengen, enthält, werden weitere 150 „Bonuskalorien" in den Plan einkalkuliert. Hiervon profitieren insbesondere Vegetarier und Veganer, da ihre Eiweißlieferanten (Milchprodukte, Hülsenfrüchte etc.) in der Regel nennenswerte Kohlenhydratanteile aufweisen, wobei vor allem Veganer das Konzept in erster Linie mithilfe von Shakes überbrücken können sollten. Eine Alternative stellt das Produkt *Quorn* dar, das fleischähnliche Produkte aus einem Pilz herstellt und sowohl vegetarische wie auch vegane Produkte anbietet.

Im ersten Schritt sollten also Proteinportionen zusammengestellt werden, die in Summe die geforderten 150 Gramm Eiweiß liefern. Zweitens werden die in diesen Lebensmitteln enthaltenen Kohlenhydrate und Fette aufaddiert und ihr Kaloriengehalt bestimmt (Erinnerung: Ein Gramm Kohlenhydrate enthält 4,1 kcal, ein Gramm Fett 9,3 kcal – wer das Einmaleins beherrscht, kann hier schnell den Überblick gewinnen). Dieser sollte die 150 kcal nicht überschreiten.

Rindfleisch mit einem Fettgehalt von 10 % ist eine eher ungünstige Option im Rahmen der Speedweek. Hähnchenfleisch mit ca. zwei Gramm Fett je 100 Gramm stellt dagegen eine gute Variante dar, um kalorienarm die geforderte Proteinmenge zu erreichen. Wer am Ende sogar noch Kalorien übrig hat, kann diese beispielsweise in Zucchini, Zwiebeln oder Pilze investieren – für ein mental befriedigendes Volumen und Geschmackserlebnis.

An unseren bisherigen Erkenntnissen ändert sich nichts: Das Fastenfenster wird genauso eingehalten, wie wir es außerhalb der Speedweek handhaben würden. Achtung: Hunger und Appetit werden im Einzelfall eventuell nach zwei bis drei Tagen verstärkt wahrgenommen. Dies ist unter anderem auf die reduzierte Leptinausschüttung (also die erwähnte Unterdrückung des Sättigungshormons im starken Kaloriendefizit) zurückzuführen und sollte ganz entspannt (und diszipliniert!) wahrgenommen werden.

Der Speedweek-Tagesplan entspricht ca. 1.000 kcal und verursacht damit je nach aktuellem Grund- und Leistungsumsatz ein zum Teil enormes tägliches Defizit. Eine dauerhafte Aufrechterhaltung dessen liegt uns ja, wie an mehreren Stellen betont, äußerst fern. Vielmehr haben wir zum Ende der Woche Interesse daran, die geleerten Kohlenhydratspeicher wieder zu füllen und damit auch den Leptinspiegel wieder anzuheben.

Aus diesem Grund findet am sechsten oder siebten Tag ein Refeed statt, der möglichst fettarm erfolgen sollte. Da die Kohlenhydratspeicher der Muskulatur während der Woche weiterhin durch körperliche Belastung beansprucht werden sollten, sollte eine Tageszufuhr von 250 bis 400 Gramm Kohlenhydraten je nach körperlicher Statur kein Problem darstellen, wobei auch hier gilt: kein zwanghaftes Stopfen!

Kohlenhydrate, die über die Nahrung nun zugeführt werden, gelangen in erster Linie in die Glykogenspeicher der Muskeln oder werden – wenn kein Fett zugeführt wird – zur Energiegewinnung durch die Zellen herangezogen, wie wir lernten. Wir nutzen also auch den letzten Tag der Speedweek noch optimal aus. Ob man am sechsten oder siebten Tag lädt, kann man sowohl von mentaler Stärke als auch Körperfettanteil abhängig machen. Sportler, die bereits einen geringen Körperfettanteil haben, dürften an dieser Stelle – man wird es erahnen – bereits einen Tag früher wieder zu Kohlenhydraten greifen, wobei auch diesen Trainierenden sieben Tage nicht schaden werden. Neben klassischen Lebensmitteln, wie Reis, Kartoffeln oder Obst, sind aber auch nach Tagen des Leidens einige Gummibärchen, etwas Frozen Joghurt oder Sorbet im Rahmen eines sauberen Refeeds absolut in Ordnung.

Beispieltage für die Speedweek werden am Ende dieses Buches aufgeführt.

Gibt es einen Jo-Jo-Effekt?

Der Jo-Jo-Effekt beschreibt in erster Linie einen Effekt auf der Waage, bei dem das Gewicht zunächst runtergeht und nach Abschluss der Diät wieder nach oben schnellt und so manches Mal sogar über den ursprünglichen Wert hinaus gerät. Passiert das nach einer Speedweek ebenfalls? Vier Faktoren, die wir bereits kennenlernten, werden darauf Einfluss haben, dass sich das Gewicht im Rahmen der Speedweek (und danach) verändert:

1. Die Kohlenhydratspeicher werden sich zunächst leeren und damit auch gebundenes Wasser verlieren.
2. Je nach Natrium-Kalium-Haushalt kann es zu temporär verstärkter Wasserausscheidung kommen.
3. Der Magen-Darm-Trakt wird vollkommen entleert sein, was er möglicherweise (oder wahrscheinlich) bei der Messung zu Beginn nicht war.
4. Die Körperfettmasse wird sich im Rahmen der Speedweek verringern.

Nach Beendigung dieser 7-Tage-Kurzdiät werden sich die Punkte 1 bis 3 wieder normalisieren und lediglich Punkt 4 noch Bestand haben. Das bedeutet, dass das Gewicht nach der Speedweek also tatsächlich wieder steigen wird, was aber nicht zu Irritationen führen sollte. Wir lernten bereits, dass die Waage ein schlechter Berater bei der Überprüfung der eigenen Diäterfolge ist. Neben diesen kosmetischen Effekten, wie ich sie bezeichnen möchte, gibt es natürlich weitere Faktoren, die Einfluss auf die Intensität eines tatsächlichen Jo-Jo-Effekts (also der ungewollten Fettzunahme) nehmen können:

1. Verschlechterung des Hormonspiegels,
2. Verlust von Muskelmasse,
3. Rückkehr zu schlechten Essgewohnheiten

sind die drei Hauptgründe, warum die Waage nach Beendigung einer Diät nicht nur zum alten Gewicht zurückkehrt, sondern sogar darüber hinausschnellt. Während der dritte Punkt an jedem selbst liegt und ein strukturiertes Diätvorgehen hier einen geringeren Einfluss hat, werden die ersten beiden Punkte im Rahmen der Speedweek, wie bereits dargestellt wurde, bewusst verhindert.

Die Speedweek 2.0

Im Rahmen der „Strandfigur 2019", der kostenlosen Onlinecoachingaktion auf Team-Andro.com, schlug ich erstmals die Speedweek 2.0 vor. Diese sah neben Gurke, Eiern und Fischöl 100 Gramm trockenen Reis sowie für Frauen 80 und für Männer 100 Gramm eines mageren Proteinlebensmittels vor. Erlaubt waren mageres Geflügel, mageres Rindfleisch und magerer Fisch, Proteinpulver, Harzer Käse, Seitan, Pilze und vegane Hackalternativen mit maximal 5 Gramm Fett pro 100 Gramm Lebensmittel. Was hat es mit dieser Abwandlung auf sich?

Die 100 Gramm Reis liefern etwa 80 Gramm Kohlenhydrate, was immer noch deutlich unter dem täglichen Bedarf liegt und während der Speedweek in die Speicher der Leber passen sollten. Die Überlegung ist, dass der Blutzuckerspiegel auf diese Weise einfacher stabil gehalten werden kann und die Leber ein wenig entlastet wird. Im Rahmen der regulären Speedweek wird die für den Blutzuckerspiegel benötigte Glukose in der Leber synthetisiert.

Darüber hinaus ist es erfahrungsgemäß für viele Menschen mental einfacher, wenn sie wissen, dass sie Kohlenhydrate zuführen dürfen. Jeder, der schon einmal eine reguläre Speedweek umgesetzt hat, würde 100 Gramm Reis wohl auch als Ambrosia während dieser Zeit des Verzichtes empfinden. Reis wurde auch deshalb gewählt, da dieser antiallergen und gut verträglich ist.

Gleichzeitig liefert der Reis knapp 350 kcal, sodass beim Protein gespart werden muss, um weiterhin ein möglichst großes Kaloriendefizit zu erreichen. An der Fettzufuhr gibt es schließlich nichts zu reduzieren. Die Vorgabe der Lebensmittel soll vor allem die Umsetzung in der Praxis vereinfachen. Die Erfahrung hat mir gezeigt, dass viele Menschen mit der Bonuskalorienregelung Verständnisprobleme haben. Diese sind mit dieser simpleren Vorgabe ebenfalls aus der Welt. Auf das ein oder andere Gramm Fett, das im Rahmen der Speedweek 2.0 möglicherweise zusätzlich zugeführt wird, kommt es nicht an.

Wenn es um die Effizienz geht, so hat die reguläre Speedweek aufgrund der Kohlenhydrateinsparung die Nase vorn. Auf der anderen Seite ist das Durchhalten der Speedweek 2.0 immer noch besser als ein Abbruch der ursprünglichen

Version nach wenigen Tagen. So gesehen ist es also auch möglich, mit der klassischen Speedweek zu beginnen und im Zweifelsfall mit der Version 2.0 abzuschließen. Die Dauer verändert sich nicht.

Ballaststoffe und Blutzucker während der Speedweek

Die Speedweek ist radikal, und je extremer ein Vorgehen ist, desto eher wird dieses Nebenwirkungen haben. Während der Speedweek kann es zu verringertem Stuhlgang kommen. Grund hierfür ist insbesondere die reduzierte Nahrungsmenge, die im Rahmen der Verdauung vollständig aufgenommen wird. Dieser Punkt sollte sich nach Abschluss der Speedweek umgehend normalisieren. In Ausnahmefällen kann es zu Durchfall kommen. Insbesondere wenn die zugeführte Fettmenge auf einen Schlag sehr stark ansteigt, kann es sein, dass unmittelbar nach der Speedweek nicht ausreichend Gallenflüssigkeit produziert wird, aber auch dieser Punkt reguliert sich schnell von allein.

Wer dennoch seinen Dickdarmbakterien etwas Gutes tun will, kann in der Version 2.0 den Reis über Nacht im Kühlschrank abkühlen lassen. Dies erzeugt resistente Stärke, sodass Nahrung für die Dickdarmbakterien bereitgestellt und Kalorien eingespart werden.

Darüber hinaus ist in beiden Varianten der Einsatz von Flohsamenschalen denkbar. Diese können ein Vielfaches an Wasser aufnehmen und bilden einen zähen Schleim. Mit Proteinpulver gemischt, ergibt dies eine Art Puddingersatz, der in der Speedweek ebenso wie zuckerfreie Götterspeise einen guten Sättigungseffekt bietet.

Insbesondere Frauen klagen in der Speedweek in den Morgenstunden häufig über Kreislaufprobleme. Dies ist zum einen darauf zurückzuführen, dass die reduzierte Nahrungszufuhr zu einem Absinken des Pulses führt. Des Weiteren werden die Kohlenhydratspeicher der Leber morgens stärker geleert sein. Vor allem zierliche Frauen haben hier weniger Speicherkapazität als kräftig gebaute Männer, sodass Schwierigkeiten bei der Stabilisierung des Blutzuckerspiegels und damit eine suboptimale Versorgung des Gehirns denkbar sind. Die einfachste Lösung ist in diesem Fall, ein Stück Traubenzucker zu lutschen. Entscheidend ist dabei das Lutschen. Über die Mundschleimhaut werden bereits geringe Mengen Glukose direkt ins Blut geführt. Das umgeht nicht nur die Leber, sondern spart auch Zeit, weshalb dieses Vorgehen auch von Diabetikern bei Blutzuckerabfall genutzt wird.

Wer dann noch ein paar Schritte zu Fuß geht, um den Puls in Wallung zu bringen, sollte auch während der Speedweek als gesunder Mensch die Kreislaufprobleme in den Griff bekommen.

Mesozyklus: Intermittent Fasting 2.0

Je nach Makroziel kehren wir in den Wochen nach der Speedweek wieder zu einer weniger extremen, mittel- und langfristig haltbaren Ernährung zurück. Wir erinnern uns an unsere Tabelle, die wir nun vervollständigen können:

Ebene	Differenzierung
Makroebene (Monate)	Diät und Aufbau; selten „Erhaltungsphase"
Mesoebene (Wochen)	Reguläre Ernährung im Sinne der Makroebene/Speedweeks
Mikroebene (mehrere Tage → eine Woche)	Zyklische Zufuhr von Kalorien, Kohlenhydraten; selten zyklische Zufuhr von Fett

Die nun folgenden Wochen werden mit einem leichten Defizit oder Überschuss (jeweils maximal +/-20 Prozent des Gesamtumsatzes) fortgeführt. Generell lautet meine Empfehlung, in der Zeit außerhalb der Speedweek nahezu die Erhaltungskalorien zu konsumieren (also die Kalorien, die dem durchschnittlichen Bedarf entsprechen). Die maximal angegebenen 20 Prozent stellen bereits eine sehr große Anpassung dar, die, falls vom Kalorienbedarf abgehoben, nur bei sehr hohem Körperfettanteil oder, falls auf den Bedarf aufgeschlagen, bei äußerst dünnen Menschen mit sehr wenig Muskulatur genutzt werden sollten.

Je muskulöser der Athlet und je geringer der Körperfettanteil bereits ist, desto eher sollte die Kalorienzufuhr im Bereich der Erhaltungskalorien oder leicht darüberliegen. Die Phasen außerhalb der Speedweek dienen also der gezielten Steigerung der sportlichen Leistung (beispielsweise mit Plänen von Wendler, Smolov, der Russian Squat Routine usw.), die wiederum die Muskelproteinsynthese positiv beeinflussen werden.

Entscheidend ist wie immer, nicht mit der Brechstange zu agieren und die Speedweek als Startschuss ins nächste Extrem zu verstehen. Wie gesagt: Bulking ohne Rücksicht auf Verluste sorgt letztendlich nur für einen unnötigen Aufbau von Körperfett.

Der Aufbau reiner Muskelmasse erfolgt insbesondere bei fortgeschrittenen Sportlern in so geringem Maße, dass Gewichtszunahmen oberhalb der 500 Gramm pro Monat (!) überwiegend auf ein gestiegenes Körperfett zurückgeführt werden müssen. Erstrebenswerter ist also ein wirklich minimaler Aufwärtstrend auf der Waage, der dafür tatsächlich als Muskelzuwachs verbucht werden darf. Qualität statt Quantität eben. Der auch damit verbundene minimale Aufbau von

Körperfett wird mittelfristig mithilfe der Speedweeks ausgeglichen. Die regelmäßige Speedweek optimiert langfristig unseren Körperfettanteil – weniger Hüftgold, mehr qualitative Muskelmasse!

Je nach Trainingszyklus empfehle ich die Durchführung einer Speedweek alle vier bis acht Wochen in der Dekonditionierungswoche, also einer Phase gemäßigten Trainings in geringer Intensität. Wem jetzt auffällt, dass diese in seinem Sportlerdasein gar nicht vorkommt, sollte über seine Trainingsgestaltung und Trainingsintensität nachdenken, solange er sich nicht im absoluten Anfängerstadium befindet.

Wer die optische Veränderung bzw. die eigene Form zum priorisierten Ziel erhoben hat, passt seine Trainingszyklen an die Ernährungszyklen an und verfolgt das 3-1-Schema, sprich drei Wochen intensives Training und „reguläre" Ernährungsweise, eine Woche Dekonditionierung und Speedweek. Wer dagegen die Trainingsleistung optimieren oder weiter Muskelmasse aufbauen will, kann das Schema entsprechend auf bis zu 7-1 erweitern und gönnt dem Körper somit einen großzügigen Zeitraum, um ungestört von strategischem Hungern Muskeln und Kraft aufzubauen.

Während die erste Speedweek – analog zur 16-8-Eingewöhnungsphase beim Fasten – noch strikt den oben genannten Vorgaben entsprechen sollte, ist es denkbar, ab der zweiten Durchführung eine gemilderte Version durchzuführen, die jedoch mindestens einem Defizit von 1.000 Kalorien entspricht.

Ein Athlet, der also regulär 3.000 Kalorien zur Haltung von Gewicht und Körperzusammensetzung benötigt, würde entsprechend lediglich 2.000 Kalorien konsumieren und so über die gesamte Speedweek insgesamt ein Defizit von 6.000 bis 7.000 Kalorien erreichen. Dies entspricht rein theoretisch knapp einem Kilogramm Körperfett innerhalb von einer Woche – aufgrund der geringen Dichte dieser Substanz wäre somit eine beachtliche Masse (ich weiß, dass ich hier physikalisch unsauber mit Größen umgehe – rein illustrativ wird meine Botschaft jedoch hoffentlich klar) von unseren Problemzonen geschmolzen. Praktisch sind in diesem Verlust auch Wasser und ein wenig Protein enthalten. Dennoch: Die Speedweek kann durchaus schon bei einmaliger Durchführung zu kleinen, motivierenden Erfolgen führen.

Die Makronährstoffaufnahme und -verteilung über den Tag kann schließlich als **Nanozyklus** verstanden werden. Was auf den ersten Blick etwas kompliziert anmutet, stellt letztendlich lediglich eine strukturierte Aufschlüsselung der Ernährung basierend auf den eigenen Zielen und den im Rahmen dieses Buches dargestellten Informationen dar.

Makro-, Meso-, Mikro- und Nanozyklus: Bausteine der eigenen Ernährung

Fassen wir das Ganze also noch einmal zusammen. Auf der Nanozyklusstufe wird der einzelne Tag betrachtet. Je nachdem, wann trainiert wird oder wie das Hungergefühl ausfällt, wird sich das Fastenfenster verschieben und sich die erste Mahlzeit des Tages unterscheiden.

Beispielhaft dafür seien hier vier Tage dargestellt, wobei die Uhrzeiten natürlich flexibel gestaltet werden können.

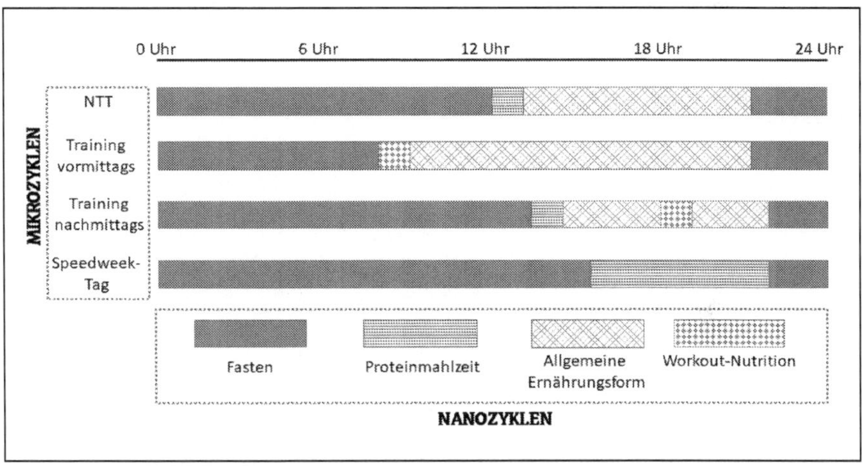

NTT steht hierbei für „NichtTrainingsTag". Mit „Allgemeine Ernährungsform" ist gemeint, dass hier individuell gewählte Konzepte, wie Paleo, glutenfreie Ernährung oder sonstige Besonderheiten, eingefügt werden können. Die hier vier unterschiedenen **Nanozyklen** werden schließlich zu einem *Mikrozyklus* über 24 Stunden zusammengefügt, wie in der Grafik dargestellt. Sieben Mikrozyklen bilden schließlich einen **Mesozyklus**, den wir im Rahmen dieses Buches zwischen *Regular Weeks* und *Speedweeks* unterscheiden. Ein 3-1-Rhythmus würde entsprechend wie folgt aussehen, wobei der Rhythmus ebenfalls, wie bereits ausgeführt, angepasst werden kann:

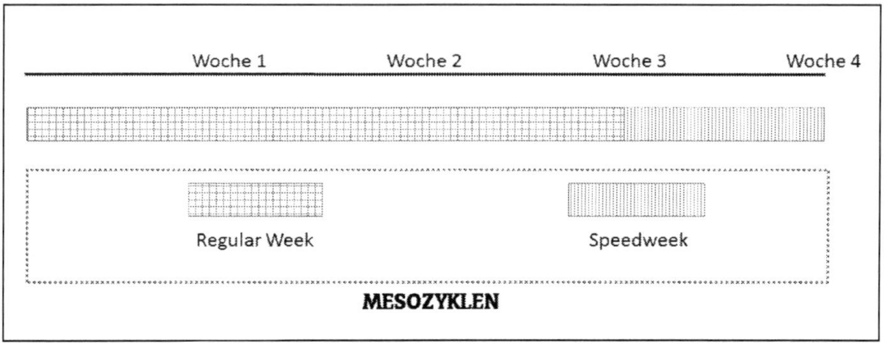

Die einzelnen Mesozyklen bilden schließlich den großen **Makrozyklus**, der ein bestimmtes Hauptziel verfolgt, sei es die persönliche Bestform zum Zeitpunkt X oder ein Wettkampf zum Zeitpunkt Y. Inwiefern die Ernährung sich hier am Training orientiert oder das Training an den Ernährungszyklen ausgerichtet wird, hängt von den eigenen Zielen ab. Wichtig ist aber: Eine sinnvolle Abstimmung zwischen Training und Ernährung ist essentiell! Die Speedweek beispielsweise ist wenig geeignet für maximale Versuche beim Powerlifting – eine gute Synchronisierung verhindert demoralisierende Misserfolge im Training.

Intermittent Fasting: Gibt es Unterschiede für Männer und Frauen?

Die Frage, ob Frauen sich anders ernähren oder anders trainieren sollten als Männer, wird vor allem im Fitness-World-Wide-Web nicht selten gestellt und in der Regel mit einer Vielzahl an divergierenden Antworten gewürdigt. Während es auf der einen Seite eine wachsende Anzahl an Trainern gibt, die sich auf Frauen spezialisiert haben, kämpft am anderen Extrem der Standpunkt, dass es keinen Grund geben würde, zwischen Männern und Frauen zu unterscheiden.

„Alles Marketing!“, lautet eine regelmäßige Reaktion, die meist nicht lange auf sich warten lässt. Ist die Geschlechtertrennung also nur eine künstliche und aus rein wirtschaftlichem Interesse heraus geborene Bewegung? Nun, dies wäre eine etwas leichtfertige Behauptung, aber bekanntermaßen steckt in so ziemlich allem zumindest ein Körnchen Wahrheit. Ich erklärte bereits eingangs, dass auf die Ernährung, wie auf jedes andere Thema auch, aus einer Vielzahl an Perspektiven geblickt werden kann.

Ein der Soziologie nahestehendes Fach mit dem Titel *Gender Studies* setzt sich mit dem Verhältnis des Geschlechts gegenüber Wissenschaft und Gesellschaft auseinander. Hierzu wird regelmäßig zwischen dem Geschlecht im gesellschaftlichen und dem Geschlecht im biologischen Sinne unterschieden. Im Deutschen etwas unübersichtlich, im Englischen differenziert man dagegen zwischen *gender* und *sex*. Das Ganze nimmt zum Teil skurrile Formen an und hat nicht unbedingt mehr etwas damit zu tun, was der Laie unter Wissenschaft verstehen würde.

Einzelne Vertreter der Gender Studies gehen so weit, die Geschlechtertrennung ad absurdum zu führen, indem sie jegliche biologischen Fakten relativieren oder (bewusst) übersehen, um die Unterscheidung zwischen Männern und Frauen als eine rein gesellschaftliche Konstruktion dastehen zu lassen. Wie so häufig im Leben halte ich wenig von Extremen. Vor allem in Bezug auf physiologische Grundlagen gibt es geschlechtsspezifische Unterschiede, die nicht weggeschrieben werden können, was allerdings nicht bedeutet, dass diese oftmals in den Hintergrund treten und durch die Sozialisation bedingte Faktoren eine übermäßige Bedeutung erlangen.

Bereits 1979 beschrieb der kanadische Soziologe Erving Goffman eindrucksvoll das Gender Advertisement, also wie Werbung sich an ein jeweiliges Geschlecht richtet. Waren es damals noch Fotos und Anzeigen aus Zeitschriften, die Goffman analysierte, wäre eine Neuauflage der Untersuchung im Fitnessbereich mithilfe von Instagram und Co. heutzutage ein Leichtes.

Was Männern die Bizepscurls und Bankdrücken sind, stellen für Frauen Hip Thrusts und Booty-Übungen dar. Männer jagen dem neuesten Booster hinterher, Frauen bekommen Proteinpralinen und rosa Creatindosen. Diese Art von Beispielen könnte sicherlich beliebig fortgeführt werden und wäre auf einer Gender-Sex-Skala ohne Frage näher dem gesellschaftsspezifischen Geschlecht zuzuordnen.

Aber auch in die andere Richtung gibt es Aspekte, die nicht von der Hand gewiesen werden dürfen und zumindest im Rahmen der Umsetzung von Intermittent Fasting oder dauerhaft kalorienreduzierter Ernährung berücksichtigt werden müssen.

Kalorien und deren (geschlechtsspezifische) Speicher

Wir wissen, dass Zellen entweder Fett oder Kohlenhydrate verbrennen. Wie viel dies unterm Strich umfasst, messen wir bekanntlich in Kalorien. Esse ich über meinen (aktuellen) Bedarf, werden meine Speicher gefüllt. Davon hat der Körper generell drei verschiedene zur Verfügung, wie wir ebenfalls bereits lernten:

- Glykogenspeicher für Kohlenhydrate,
- Fettzellen für Fettsäuren,
- Muskeln für Protein,

wobei letztere sich vom Essen allein nicht in ernstzunehmendem Maße aufbauen. Oder hat schon einmal jemand von Kalorien gehört, die den Ärmel des T-Shirts gezielt enger nähen würden?

Beschränken wir uns also auf die beiden Erstgenannten: Wir lernten ebenfalls bereits, dass für Kohlenhydrate im Körper mehrere hundert Gramm Platz wären, wobei es bei den meisten Lesern eher 350 bis 500 Gramm inklusive den Leberspeichern sein dürften. Fettzellen können dagegen quasi uneingeschränkt nachproduziert werden.

Das bedeutet nicht, dass Menschen, die einmal dick waren, es auch für immer bleiben: Geleerte Fettzellen sind extrem platzsparend und haben praktisch keinen Einfluss auf die Wahrnehmung des Körperfettanteils. Wettkampfbodybuilder in Bühnenform sind hierfür ein beeindruckendes Beispiel. Die Fettzellen selbst sind nämlich nur geleert und immer noch vorhanden. In der Literatur geht man von einer Halbwertszeit von sechs Jahren für Fettzellen aus! Das bedeutet, alle sechs Jahre hat der Körper die Hälfte der vorhandenen Fettzellen erneuert, wenn diese noch benötigt werden. Wenn man also fett oder weich aussieht, liegt dies nicht an „alten“ Fettzellen.

Wer einen Puls hat, verbrennt Kalorien

Die Frage ist nun also, wie sich diese Speicher leeren. Dafür sind, vereinfacht ausgedrückt, drei Varianten zu unterscheiden:

- Leerung der Fettspeicher (Fettsäuren)
- Leerung der Muskeln (KH)
- Leerung der Leberspeicher (KH)

Zur Wiederholung: Für den **ersten Speicher** muss man nicht besonders viel tun, streng genommen sogar gar nichts. Selbst wenn wir regungslos im Bett liegen würden, verbrennen wir Kalorien und davon sogar eine ganze Menge. Dies lernten wir als Grundumsatz kennen, der hauptsächlich über Fett gewährleistet wird.

Der **zweite Speicher**, die Kohlenhydratspeicher der Muskulatur, wird dagegen lediglich bei (entsprechender) körperlicher Belastung entleert. Körperliche Anstrengung hat den weiteren Vorteil, die Muskelproteinsynthese anzuregen. Wir reden hier weniger davon, zentimeterweise Bizepsumfang aufzubauen, sondern in erster Linie vom Erhalt der vorhandenen Proteinspeicher. „Use it or lose it" beschreibt den Effekt ziemlich gut, mit dem Gipsträger oder Astronauten beispielsweise zu kämpfen haben, wenn die Muskulatur über einen längeren Zeitraum nicht genutzt wird.

Der **dritte Speicher**, die Leber, dient schließlich in erster Linie dazu, dass unser Gehirn, die Blutkörperchen selbst und einige kleinere Bestandteile des Körpers mit Kohlenhydraten versorgt werden, auch wenn wir weiterhin hungernd im Bett liegen bleiben. Dieser tägliche Bedarf umfasst bei jedem Menschen ca. 150 Gramm Kohlenhydrate pro Tag (nach einigen Tagen etwas weniger, da das Gehirn, wie bereits beschrieben, auf Ketonkörper umstellen kann).

Während die Leerung von Speicher 1 und 2 also sehr individuell und von einer Vielzahl an Faktoren abhängig ist, kann man generell davon ausgehen, dass die Leerung von Speicher 3 bei allen Menschen gleich abläuft. Ernährungsbedingte Ausnahmen, wie die dauerhafte Ketose, lassen wir an dieser Stelle bewusst außen vor.

Das ist, zugegeben, eine vereinfachte Sichtweise und natürlich verlaufen in Wirklichkeit verschiedenste Auf- und Abbauprozesse, bei denen Aminosäuren und Ketonkörper auch außerhalb der messbaren Ketose eine Rolle spielen, aber zum Verständnis der Geschlechterunterschiede reicht diese systematische Unterteilung aus.

Frauen haben kleinere Kohlenhydratspeicher ...

... und dafür größere Fettspeicher, wenn der Körperfettanteil sich in einem gesunden Rahmen bewegt. Das hat zum einen mit der tatsächlich vorhandenen Fettmasse zu tun, aber auch mit der geringeren Muskelmasse. Das wird soweit offensichtlich sein.

Wir legten den Fokus aber bereits auf die Leber, die (neben vielen anderen Dingen) dafür sorgt, dass unser Blutzucker auch dann auf einem lebenswichtigen Level bleibt, wenn wir mal nichts essen. Die Größe der Leber (und der damit verbundenen Kohlenhydratspeicher) ist von Mensch zu Mensch individuell, sodass die Angaben in der Literatur von 80 bis 150 Gramm schwanken. Kleinere, zierliche Menschen werden sich am unteren Ende bewegen, wohingegen große, von Natur aus kräftige Menschen vermutlich eher am oberen Ende rangieren. Das ist als tendenzielle Orientierung zu verstehen. Es ist anzunehmen, dass die meisten Frauen sich vermutlich eher am unteren Ende von 80 bis 100 Gramm bewegen.

Das bedeutet auch, dass die Leber bei Frauen früher bzw. stärker die Glukoneogenese, also die Herstellung von neuen Kohlenhydraten, beginnen müsste, als es bei Männern der Fall ist, denn die genannten 150 Gramm Kohlenhydrate werden ohne Rücksicht auf Verluste verbraucht.

Entsprechend wird in Martin Berkhans Intermittent-Fasting-Konzept für Frauen auch ein Zeitfenster von lediglich 14 Stunden Fasten vorgesehen, was viele Menschen oftmals vergessen, da sie bei IF an das typischen 16/8-Konzept denken.

Gib deinem Körper die Chance, sich umzustellen

Wir lernten ebenfalls bereits, dass ich (nach einer gewissen Einführungszeit mit einem 12/12-Fenster) den „gesunden Hunger“, wie ich ihn nenne, als idealen Zeitpunkt der ersten Nahrungsaufnahme empfehle. Dieser wird in der Regel unterschiedlich früh bei den Menschen eintreten und ist auch im Zusammenhang mit dem hormonellen Umfeld zu sehen: Wer (beruflichen) Stress hat, wird gar keinen Hunger verspüren und sollte dann nicht „aus Prinzip“ essen, weil er oder sie so sozialisiert wurde. Frühstück ist nur die „wichtigste Mahlzeit des Tages“, wenn wir diesem diese Bedeutung zuschreiben. Der Magen wird sich schon früh genug melden und der Energiehaushalt ist in der Regel durch die Fettsäurenfreisetzung sowie die Rolle der Leber gesichert.

In der Praxis kann das zu Beginn dennoch nicht ganz so einfach sein, wie ich es hier darstelle. Gerade in den ersten Wochen haben viele Menschen, die mit Intermittent Fasting beginnen, spürbare Schwierigkeiten. Neben soziologischen und psychologischen Gründen, dass man sich gedanklich schwer von einem Essverhalten lösen kann, das man ein Leben lang erlernte, können auch physiologische Gründe eine Rolle spielen:

Um Fettsäuren zu verstoffwechseln, bedarf es neben einer angemessenen Mikronährstoffversorgung vor allem genügend gesunder Mitochondrien, die wir als Kraftwerke der Zellen kennenlernten. Wer aufgrund eines ungesunden Lifestyles eine suboptimale Mitochondriengesundheit aufweist, wird tatsächlich Schwierigkeiten zu Beginn der Umstellung haben.

Da die Mitochondrien jedoch keine allzu langen Lebenszyklen haben, sollte sich nach vier bis sechs Wochen eine spürbare Verbesserung einstellen, da kranke Mitochondrien aussortiert und neue, gesunde Mitochondrien gebildet werden konnten. Dies ist mit ein Grund, warum ich den gesunden Hunger erst nach einer gewissen Eingewöhnungsphase empfehle. Auch dieser Anfang kann nämlich schwer, aber dann umso lohnenswerter sein.

Wichtig ist dabei jedoch immer, dass man das Ganze mit einer gewissen Lockerheit angeht. Lieber mal einen Tag aufgrund sozialer Verpflichtungen das Fasten früher brechen oder bei den Kalorien über die Stränge schlagen, als sich (unverhältnismäßig großen) Stress aufgrund des Verfehlens gesteckter Ziele zu machen. – Lass Perfektion nicht zur Hürde werden, an der du dein Scheitern beurteilst!

Stress macht (Frauen) dick(er)

Vor allem für Frauen gilt: Seid überzeugt vom Fasten und geht mit einer positiven Motivation an das Unterfangen heran. Auch wenn es vielleicht anfangs schwerfallen könnte, stresst euch nicht! Genau das könnte das Gegenteil der eigentlichen Zielsetzung bewirken:

Dauerhafter Stress führt bekanntermaßen zu Cortisolausschüttungen. Doch ich möchte nicht vor möglichen Folgen von Stressessen warnen, die für Männer wie Frauen gelten, sondern vor viel weitreichenderen, hormonellen Schäden für Frauen: Das Hormon Cortisol wird in den Nebennieren produziert, die auch einen bedeutenden Anteil an der Produktion der (für Frauen wichtigen) Hormone Progesteron und Testosteron haben.

Während für den Mann lediglich 5 bis 10 % des täglichen Testosterons in den Nebennieren produziert wird, sind es für Frauen 50 %! Wenn die Nebennieren aufgrund dauerhaften Stresses schlechter arbeiten und eine Unterfunktion entsteht, berauben sich Frauen eines Großteils ihres natürlichen Testosteronspiegels, den sie genauso wie Männer für den Aufbau von Muskulatur benötigen.

Gleichzeitig bedeutet das Absinken der Progesteronproduktion eine Verschiebung des Progesteron-Östrogen-Verhältnisses. Es kann (selbst bei einem regulären Östrogenspiegel) zu einer Östrogendominanz kommen, die unter anderem mit vermehrter Fett- und Wassereinlagerungen an Bein-, Po- und Bauchbereich einhergeht.

Diese Effekte entstehen nicht von einem arbeitsreichen Tag im Büro. Wer aber im Alltag dauerhaft Stress empfindet und diesen durch die Umstellung der Ernährung erhöht, droht, über kurz oder lang eine Erschöpfung der Nebennieren zu erleiden.

Neben dem normalen Zustand sind, wie in der Grafik zu erkennen, vier weitere Phasen zu unterscheiden. Zum Hormon Cortisol setzen wir das Prohormon Pregnenolon ins Verhältnis. Aus diesem „Vor-Hormon" können die Hormone Progesteron und schließlich Testosteron gebildet werden. Wenn die Grundlage fehlt, fährt die Produktion der Endprodukte entsprechend runter:

- Phase 1 stellt die typische Situation mit einem hohen Stresslevel dar. Diese ist für den Körper noch kein Problem, wenn dieser danach wieder in den Normalzustand zurückkehren kann.
- Hält der Stress jedoch an, gerät der Körper in Phase 2. Die Nebennieren erschöpfen und setzen alle Ressourcen zur Produktion von weiterem Cortisol ein. Entsprechend kann weniger Pregnenolon und damit Progesteron und Testosteron zur Verfügung gestellt werden. – Bei Frauen droht die Östrogendominanz.
- Phase 3 tritt schließlich nach langer Zeit, die teilweise Jahre andauern kann, ein. Die Nebennieren sind so stark erschöpft, dass nicht einmal mehr ausreichend Cortisol produziert wird.
- In Phase 4 versagen die Nebennieren schließlich und Kreislaufversagen und Tod werden ernsthafte Bedrohungsszenarien.

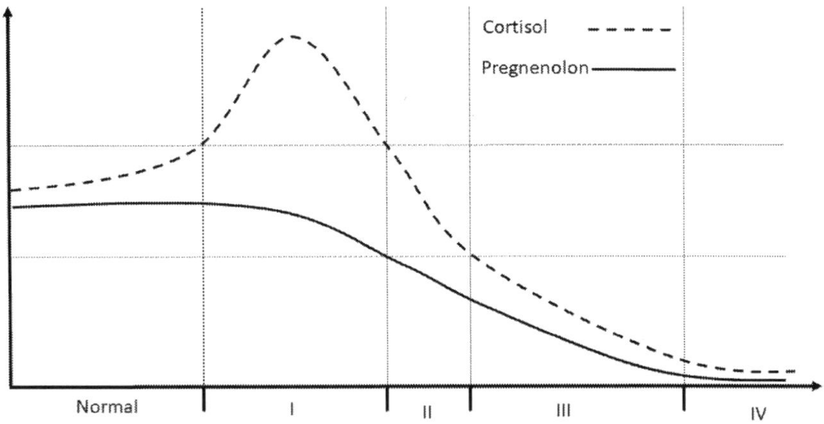

Die verschiedenen Belastungsphasen der Nebennieren

Vor allem Frauen sollten sich daher bewusst sein: Ernährung sollte keinen Stress bedeuten! Das betrifft neben dem Timing aber auch Lebensmittelauswahl und -zubereitung.

Ein entspanntes Verhältnis zum eigenen Lifestyle ist die entscheidende Grundlage zur erfolgreichen Umsetzung langfristiger und dauerhafter Erfolge.

Frauen, die mit Fetteinlagerungen an Bauch, Po und Beinen kämpfen, können ihren Progesteronwert mittels Speicheltest ganz leicht selbstständig ermitteln. Je nach Ergebnis sollte das Gespräch mit einem kompetenten Arzt oder Heilpraktiker gezielt gesucht werden.

Intermittent Fasting der Geschlechter?

Wir sehen also, dass es durchaus geschlechtsspezifische Aspekte gibt, die Einfluss auf die Umsetzung des Intermittent Fasting haben können, auch wenn diese vielleicht nicht so groß sind, wie einige Leser(innen) es erwartet hätten. Wer sich an die vorgeschlagene Strategie des einführenden 12/12-Fensters und später dem gesunden Hunger orientiert, braucht sich nicht den Kopf über die Größe seiner Leber und der damit einhergehenden Kohlenhydratspeicher zerbrechen. Wichtiger, nein, geradezu entscheidend ist dagegen eine entspannte und positive Einstellung zu dieser Ernährungsumstellung. Vor allem Frauen sollten sich dahingehend reflektieren und im Zweifelsfall Unterstützung heranziehen, sei es ein seriöser Coach oder ein(e) bodenständige(r) Freund(in).

Intermittent Fasting 2.0 kann Lebens- und Körpergefühl 2.0 bedeuten. Es ist aber kein Marketingtrend, dem man zwanghaft gerecht werden muss: Wen Fasten stresst, der sollte die Finger davonlassen. Die Grundlage bilden immer noch Kalorien-, Makro- und Mikronährstoffzufuhr.

Sieben mögliche Gründe, warum die berechnete Kalorienbilanz nicht stimmt

Kalorienberechnungen können immer nur eine Orientierung sein, wie im Rahmen der Formeldarstellung bereits betont wurde. Dennoch kann es im Einzelfall zu deutlichen Abweichungen kommen. Obwohl man sich in einem rechnerischen Defizit befindet, nimmt man möglicherweise nicht ab, oder trotz einem leichten Überschuss führt das intensive Training zu einem weiteren Gewichtsverlust auf der Waage. Beispielhaft wollen wir im Folgenden sieben mögliche Ursachen hierfür betrachten, die unterschiedlich großen Einfluss ausüben und in der Praxis natürlich auch kombiniert auftreten können.

Mögliche Ursache Nr. 1: Der PAL-Wert entspricht nicht der tatsächlichen Aktivität

Gehen wir davon aus, dass die Formel richtig berechnet wurde, können dennoch Fehler in den gewählten Faktoren sein. Wir lernten bereits, dass die tägliche Aktivität mittels PAL-Wert bei der Kalorienberechnung berücksichtigt wird. Falls dieser jedoch zu optimistisch gewählt wurde, führt dies zu einer höheren Kalorienbilanz, als man tatsächlich verbraucht. Wer es schafft, dass das Herumschieben der Maus bereits das Bewegungshighlight des Büroalltages ist, wird weniger Kalorien verbrauchen, als eine Person, die mehrfach am Tag zum Drucker geht oder möglicherweise in einem größeren Gebäude sogar mehrfach die Treppe zum Wechsel des Stockwerkes nutzt.

Auch die Gestaltung des Arbeitsplatzes kann einen Einfluss auf den Verbrauch ausüben. Tische, die eine stehende Position erlauben, unterstützen nicht nur eine natürlichere Körperhaltung als das Versinken im Bürostuhl, sondern sorgen dadurch auch für einen erhöhten Kalorienverbrauch, da die Stützmuskulatur mehr arbeiten muss, als wenn wir auf einem Stuhl sitzen. In beiden Fällen hätten wir also einen Bürojob, dem gemäß Tabelle der gleiche PAL-Wert zugeordnet wäre, in der Praxis wird sich der Verbrauch aber in der Summe deutlich verändern.

Ähnliches gilt für andere Aktivitäten: Das Training – egal ob im Fitnessstudio oder beispielsweise draußen beim Laufen – kann mit unterschiedlicher Intensität ausgeführt werden, was sich auf Dauer in der Kalorienbilanz bemerkbar machen wird. Wer entsprechende Fitnessarmbänder nutzt, wird diesen Effekt sicherlich bereits selbst beobachtet haben.

Mögliche Ursache Nr. 2: Hormonelle Probleme

Wir sprachen im Rahmen dieses Buch bereits an verschiedenen Stellen die Bedeutung von Hormonen für den täglichen Kalorienverbrauch an. An dieser Stelle sei auch noch einmal an die Folgen von Schlafmangel erinnert, die bereits angeführt wurden. Für den Grundumsatz sind jedoch vor allem Schilddrüsenhormone von Bedeutung, die für das bereits angesprochene Absinken des Grundumsatzes in der prolongierten Hungerphase verantwortlich sind.

Allerdings wäre es ein Irrglaube, dass dieser Effekt nur eintritt, wenn man tatsächlich fünf bis sechs Wochen dauerhaft hungert. Auch lange kalorienreduzierte Diäten über Monate hinweg, was bei einigen Trainierenden immer wieder zu beobachten ist, können zum Absinken der Schilddrüsenhormone führen. Der Effekt tritt quasi verzögert ein, da man sich zu lange in einem letztendlich zu starken Kaloriendefizit befand. Dies ist auch ein Grund, warum ich im Rahmen von Intermittent Fasting 2.0 eine gemäßigte Vorgehensweise mit sinnvoll eingesetzten Speedweeks empfehle.

Aber auch bei ausreichenden Schilddrüsenwerten kann es sein, dass die Hormone nicht ihre gewünschte Wirkung entfalten. Wir lernten schon kurz die Schilddrüsenhormone T3 (mit drei Iodatomen) und T4 (mit vier Iodatomen) kennen, wobei fT3 und fT4 bedeuten, dass die Hormone frei im Blut zur Verfügung stehen und nicht gebunden wurden. Die für den Stoffwechsel wichtige Variante ist T3.

Das Problem ist nun, dass die Schilddrüse in erster Linie T4 produziert, da dieses stabiler ist als T3. Während T4 eine Halbwertzeit von einer Woche hat, liegt der Wert bei T3 bei lediglich einem Tag. Der Körper muss die Schilddrüsenhormone also von T4 in T3 umwandeln, was mithilfe von Selen geschieht.

Nimmt man nun zu wenig Selen zu sich, kann es passieren, dass dies in Kombination mit suboptimalen Schilddrüsenwerten zu einem verringerten Verbrauch führt. Dies muss nicht gleich in eine Schilddrüsenunterfunktion münden, aber ist möglicherweise der Grund für einen verringerten Verbrauch, wenn alle anderen Faktoren ausgeschlossen werden können.

Mögliche Ursache Nr. 3: Schlechte Mitochondriengesundheit

Wir lernten im Rahmen dieses Buch Mitochondrien bereits als Kraftwerke der Zellen kennen und auch die Gesundheit der Mitochondrien wurde bereits als wichtiger Faktor angesprochen. Wer in seinem Alltag viel Stress ausgesetzt ist oder bisher war, wird möglicherweise aus diesen Gründen eine verschlechterte Mitochondriengesundheit haben, die vielfältige gesundheitliche Nachteile bzw. verschlechterte Körperfunktionen nach sich ziehen kann.

Fasten, Stressvermeidung und keine übermäßige dauerhafte Kalorienzufuhr sind neben sportlicher Aktivität gute Methoden, seinen Körper bei der Bildung gesunder Mitochondrien zu unterstützen. Diese haben nämlich lediglich eine Lebensdauer von ca. drei Wochen, sodass ca. 5 % täglich erneuert werden.

Das ist auch mit ein Grund, warum man beispielsweise nach einer Marathonvorbereitung die ersten Wochen nach dem Wettkampf, wenn man sein Trainingspensum herunterfährt, noch weiterhin spürbar verbesserte Leistungen auch in kürzeren Distanzen erlebt.

Meine Bestzeiten auf 5000 Meter Rudern habe ich zweimal kurz nach einem Marathon in spontanen Einheiten auf inzwischen 18:24 min verbessern können. Gar nicht so schlecht für einen nicht jünger werdenden Typen, der sich unregelmäßig ab und an auf das Rudergerät begibt!

Entsprechend sollte man seinem Körper gut vier bis sechs Wochen Zeit geben, damit die Mitochondriengesundheit und -anzahl sich spürbar verändern konnte, was sich wiederum positiv auf Wohlbefinden und Stoffwechsel ausüben sollte. Eine Diät beginnt nach den ersten vier Wochen also erst so richtig an Fahrt aufzunehmen, was zur nächsten möglichen Ursache führt.

Mögliche Ursache Nr. 4: Mangelnde Geduld

Wer beginnt, seine Ernährung bewusst umzustellen, und möglicherweise sogar die Speedweek als Kickstarter nutzte, wird in den ersten Tagen und Wochen schnelle Veränderungen auf der Waage und möglicherweise auch im Spiegelbild wahrgenommen haben. Je nach vorheriger Ernährungsweise und Lebensstil sind die plötzlichen Veränderungen jedoch in erster Linie den Kohlenhydratspeichern und vor allem dem Wasserhaushalt geschuldet, der nicht nur vom Muskelglykogen, sondern auch der Mineralienzufuhr abhängig ist.

Niemand nimmt innerhalb von einer Woche kiloweise Körperfett ab, weder in der ersten noch der x-ten Woche. Entsprechend geduldig sollte man mit sich und seinem Körper sein und kurzfristige Veränderungen weder in die eine noch die andere Richtung missinterpretieren.

Das tägliche Wiegen oder wöchentliche Messen kann sinnvoll zur Erfassung eines Durchschnittswertes sein, sollte aber nicht als absoluter Gradmesser der gesamten Veränderung missverstanden werden. Es ist normal, auch im Rahmen einer Diät kurzfristige Gewichtsschwankungen nach oben zu haben, genauso wie der Muskelaufbau nicht scheitert, weil man mal eine paar Tage nicht sein Höchstgewicht hat.

Mögliche Ursache Nr. 5: Falsch eingeschätzte Kalorienzufuhr

Damit kommen wir so langsam zu den Gründen, die in der Nahrungsmittelzufuhr zu suchen sind; zunächst aber noch einmal ein Fehler, der bei einem selbst zu finden wäre. Menschen, die Probleme mit der Gewichtszu- oder -abnahme haben, neigen oftmals dazu, ihre tatsächliche Kalorienzufuhr falsch einzuschätzen.

Während es vor allem für Frauen nachgewiesen wurde, dass diese die Menge an Nahrung oftmals unterschätzen, die sie tatsächlich essen, ist es bei sogenannten Hardgainern nicht selten das gegenteilige Problem: Aufgrund mangelnden Appetits oder einem zu geringen Bewusstsein für die Nahrungszufuhr werden am Ende des Tages weniger Kalorien zugeführt, als die Person es glauben würde.

Ohne zu einem dauerhaften Kalorientracken verleiten zu wollen, liegt die Lösung hier nur in einem kontinuierlichen Dokumentieren über eine längere Zeit hinweg. Mindestens zwei, besser vier Wochen lang sollten alle Lebensmittel so gut wie möglich gewogen und getrackt werden. Das verbietet kein Essen außer Haus, nur sollte die Schätzung realistisch bleiben. Wer abnehmen will, darf im Zweifelsfall etwas mehr für die geschätzte Menge berechnen, wer dagegen zunehmen will, auch etwas weniger.

Wer Tage nur probeweise berechnet und andere Tage grob überschlägt, wird im Einzelfall extrem ungenaue Werte erhalten, da wir selten auch nur annähernd das Gleiche jeden Tag essen – und das im Übrigen natürlich auch gar nicht sollten.

Mögliche Ursache Nr. 6: Kalorienherkunft

Wir wissen bereits, dass Kalorien keine kleinen Tierchen sind, die nachts Nadel und Faden in die Hand nehmen würden, und kennen mit Kohlenhydraten, Protein, Fetten, aber auch Alkohol und Ballaststoffen verschiedene Quellen, die Kalorien liefern können. Wir erfuhren auch bereits, dass beispielsweise Proteine energieaufwendiger verstoffwechselt werden als Kohlenhydrate, was insgesamt als nahrungsinduzierter Kalorienverbrauch durchschnittlich 6 bis 10 % des täglichen Verbrauchs ausmachen kann.

Was wie eine kleine Spanne wirkt, kann schon bei einem relativ geringen Grundumsatz von 1.500 kcal pro Tag zwischen 90 und 150 kcal entsprechen, also einer Differenz von 60 kcal. Auf die Woche gesehen sind wir dann bereits bei 420 kcal oder, noch einmal größer betrachtet, pro Monat einer Energiemenge, die ca. 250 Gramm Körperfett entspricht, in vier Monaten also ein Kilogramm Körperfett nur aufgrund der Nahrungsauswahl. Okay, zugegeben, das ist ein wenig eine Milchmädchenrechnung, die aber verdeutlich sollte, dass bewusste Nahrungsmittelauswahl auch im Rahmen eines IIFYM mehr als nur das Zünglein an der Waage sein kann.

Und selbst Protein ist nicht gleich Protein: Wir lernten ebenfalls, dass Nährstoffe im Magen verdaut und im Dünndarm aufgenommen werden müssen. Tierisches Protein wird gemäß Literatur mit einer Effizienz von 90 bis 95 % verdaut, pflanzliches Protein dagegen nur mit einer Effizienz von 80 bis 85 %. – Nicht verdautes Protein liefert weder Aminosäuren, noch Kalorien.

Aber sogar ein Lebensmittel selbst kann je nach Herstellungszustand unterschiedliche Kalorien liefern: Kartoffeln (aber auch Reis oder Nudeln) bilden, wenn diese zuvor gekocht oder gebraten wurden, beim Abkühlen (über Nacht im Kühlschrank) sogenannte resistente Stärke. Diese kann im Dünndarm nicht durch die Enzyme aufgespalten werden und gelangt daher in den Dickdarm, wo Darmbakterien sie verstoffwechseln, was jedoch weniger zugeführten Kalorien entspricht. Eine (erstmals) erhitzte Kartoffel enthält also mehr Energie, als wenn diese abgekühlt ist. Auch ein erneutes Erhitzen ändert daran nichts, die resistente Stärke bleibt erhalten.

Mögliche Ursache Nr. 7: Ballaststoffe und Darmbakterien

Das Thema Ballaststoffe führt uns damit zum nächsten Punkt. Wir unterschieden bereits zwischen wasserlöslichen und wasserunlöslichen Ballaststoffen. Wasserlösliche Ballaststoffe können nicht nur deutlich in ihrer Größe anschwellen, sondern im Magen auch geringe Mengen von Protein oder Fett binden und diese so unverdaulich machen. Das gleiche Prinzip wird auch bei Carb-Blockern angewendet, in denen Lektine aus Bohnenmehl enthalten sind, die Kohlenhydrate im Magen binden und somit unverdaulich werden lassen sollen. Mehr wasserlösliche Ballaststoffe sorgen also für weniger Kalorien, die vom Dünndarm aufgenommen werden können.

Auf der anderen Seite verdauen die Bakterien im Dickdarm wiederum vor allem wasserlösliche Ballaststoffe. Wasserunlösliche Ballaststoffe binden zwar deutlich weniger Wasser, sind aufgrund der Verschonung durch die Bakterien aber verstärkt an der Stuhlbildung beteiligt und liefern weniger zusätzliche Energie als die löslichen Vertreter, die im Rahmen der Verdauung der Bakterien zu kurzkettigen Fettsäuren werden. Individuelle Ballaststoffzufuhr und vor allem die individuelle Bakterienzusammensetzung im Dickdarm können pro Tag bis zu 100 kcal Unterscheid machen, was in der Woche bereits der Energiemenge von 100 Gramm Körperfett entspräche.

Was bedeutet das für die Praxis?

Die sieben dargestellten Möglichkeiten sollten nur beispielhaft verstanden werden und könnten sicherlich noch um weitere ergänzt werden. So sind der Körperfettanteil und der damit verbundene Muskelanteil ebenso bedeutend für den Grundumsatz bei gleichem Gewicht, wie Krankheiten oder Temperaturschwankungen Einfluss auf unseren Energieverbrauch ausüben. Kaltes Wasser muss durch den Körper erwärmt werden, Mikronährstoffmängel sorgen für Stoffwechselschwierigkeiten, Lebensmittel unterliegen natürlichen Schwankungen und wer Bewegungen effizienter ausführt, verbraucht weniger Energie als Personen, denen dies nicht gelingt.

Es gibt also eine Vielzahl an Einflussfaktoren, die eine berechnete Kalorienbilanz ungenau werden lassen. Dies ändert jedoch nichts daran, dass diese Berechnung eine gute Orientierung darstellt, wenn man diese tatsächlich geduldig einhält. Aus diesem Grund sollte man nicht täglich an seinem (mutmaßlichen) Bedarf herumschrauben.

Die Empfehlung für die Praxis wären mindestens vier Wochen, in denen im wöchentlichen Durchschnitt die Kalorienmenge eingehalten werden sollte. Danach kann man ein Fazit ziehen und bei Bedarf die ersten Veränderungen umsetzen. Wichtig ist es, bei alledem geduldig zu bleiben. Niemand ist von vier Wochen etwas weniger Sport machen oder etwas mehr essen plötzlich zehn Kilogramm schwerer, genauso wie vier Wochen disziplinierter Lifestyle den Bizeps nicht um zehn Zentimeter wachsen lassen. Nachhaltige körperliche Veränderung sollte alltagstauglich sein und geduldig umgesetzt werden. Dann wird man seine gesetzten Ziele nicht nur erreichen, sondern auch dauerhaft halten können – solange diese realistisch bleiben.

Fruktose für (Kraft-)Sportler

Das folgende Kapitel wurde ab der vierten Auflage ergänzt, da es immer wieder Fragen bezüglich Fruktose gab. Das Kapitel richtet sich an besonders interessierte Leser, sodass der Anspruch der dargestellten Informationen möglicherweise etwas höher wahrgenommen wird.

Das Kohlenhydrat Fruktose ist immer wieder im Fokus von Fragestellungen und Diskussionen, weshalb wir uns ihm kurz gesondert zuwenden wollen. Fruktose ist neben Glukose und Galaktose einer der drei Einfachzucker, die über die Ernährung aufgenommen werden. Neben der reinen Fruktose sind aber auch Saccharose, als Kombination von einem Molekül Glukose und einem Molekül Fruktose, sowie Inulin zu nennen. Letzteres ist ein Mehrfachzucker, ein komplexes Kohlenhydrat also, das jedoch vollständig aus Fruktosemolekülen besteht.

Unabhängig davon, ob die Zufuhr über die Nahrung, aber in Form von reiner Fruktose oder einer Kohlenhydratverbindung geschieht, müssen die Kohlenhydrate im Dünndarm vom Körper aufgenommen werden, um in der Leber verstoffwechselt werden zu können. Das lernten wir bereits.

Hierzu sind verschiedene Transportwege notwendig, da Zellmembrane generell für Kohlenhydrate nicht durchlässig sind. Diese Transportwege werden Glukose-Transporter oder kurz GLUT genannt, wobei man insgesamt 14 verschiedene GLUT-Typen kennt, die unterschiedliche Aufgaben im Körper übernehmen.

Für Fruktose sind in erster Linie Glut-5 und Glut-2 von Bedeutung. Der Grund, warum das Transportprotein Glut-5 nicht Fruk-5 heißt, liegt darin, dass es bei der Entdeckung ursprünglich als Glukose-Transporter beschrieben wurde. Erst später stellte man fest, dass es sich dabei um einen Fruktose-Transporter handelt, und der Name blieb bestehen.

Glut-5 transportiert die Fruktose zunächst in die Dünndarmzellen, wobei dies passiv geschieht. Das ist dahingehend wichtig, da Fruktose nicht mehr aufgenommen werden kann, wenn im Dünndarm und in den Dünndarmzellen ein Gleichgewicht besteht. Fruktose wird also unabhängig von der Menge niemals vollständig resorbiert. Je größer die Mengen jedoch sind, desto mehr Fruktose gelangt in den Dickdarm und kann für Durchfall sorgen.

Pro Tag können gesunde Menschen zwischen 15 und 50 Gramm isolierte Fruktose aufnehmen, wobei die meisten Obstsorten kaum fünf Gramm Fruktose auf 100 Gramm liefern. Dennoch nehmen wir pro Tag in vielen Fällen über 100 Gramm Fruktose zu uns. Warum hat der Großteil der Menschen aber keine Probleme mit solchen Mengen?

Das liegt daran, dass die Aufnahmefähigkeit von Fruktose bei gleichzeitig zugeführter Glukose deutlich verbessert ist. Aus diesem Grund ist Honig, der reich an Saccharose und damit Glukose und Fruktose im Verhältnis 1:1 ist, auch kein natürliches Abführmittel.

Von den Dünndarmzellen geht es schließlich mittels Glut-2 ins Blut. Glut-2 transportiert darüber hinaus auch die Kohlenhydrate Glukose und Galaktose.

Wie erfolgt die Verstoffwechselung von Fruktose

In der Leber wird Fruktose zum Großteil abgebaut bzw. umgewandelt. Hierzu wird Fruktose insulinunabhängig mittels der bereits angesprochenen Glut-5 in die Leberzellen transportiert. Dort wird Fruktose zum Großteil in Fruktose-1-Phosphat umgewandelt. Das bedeutet, ans erste C-Atom von Fruktose wird ein Phosphatmolekül gebunden, was dazu dient, dass die Fruktose die Zelle nicht verlassen kann. Daraus wiederum entstehen neue Zwischenprodukte, die schließlich in die Glykolyse einfließen, also der Energiegewinnung aus Kohlenhydraten.

Nur wenn kein oder nur sehr wenig Glukose gleichzeitig aufgenommen wird, ändert sich der Fruktosestoffwechsel in der Leber dahingehend, dass aus ihr Glukose hergestellt wird.

Die insulinunabhängige Aufnahme, die im Zusammenhang mit Fruktose immer wieder betont wird, sollte also nicht missinterpretiert werden. Hier muss man den eigentlichen Insulinanstieg im Blut und die Notwendigkeit von Insulin zur Aufnahme in die Zellen unterschieden werden. Die Aufnahme von Fruktose ist über die Glut-5 wie schon in die Darmzellen auch in anderen Zellen insulinunabhängig möglich.

Dennoch erzeugt auch die Zufuhr von Fruktose über die Nahrung einen Insulinanstieg im Blut, da die Leber, wie angesprochen, in Abwesenheit von Glukose Fruktose in Glukose umwandeln und diese wiederum ins Blut abgeben kann. Der glykämische Index von Fruktose ist mit 23 allerdings sehr gering.

Ist zu viel Fruktose schädlich?

Zum einen wurde bereits die begrenzte Aufnahmefähigkeit von reiner Fruktose angesprochen, wobei diese in der Praxis eher selten ein Problem darstellen wird. Große Mengen von Fruktose können jedoch für einen ATP-Mangel in der Leber sorgen, wenn zu viel Fruktose auf einmal in der Leber zu Fruktose-1-Phosphat umgewandelt werden muss. Dieser Energiemangel kann wiederum dazu führen, dass andere Prozesse, wie die Proteinsynthese oder die Kreatinherstellung in der Leber, gebremst werden.

Darüber hinaus wird Fruktose-1-Phosphat, wenn dieses nicht zur Energiegewinnung herangezogen wird, weil bereits zu viel Energie über die Nahrung zugeführt wird, in Triglyceride, also Fett, umgewandelt. Im schlechtesten Fall sammelt sich dieses Fett direkt in der Leber an und es entsteht die nicht-alkoholische Fettleber. Dieses Szenario wird allerdings in erster Linie dann gefährlich, wenn wir dauerhaft große Mengen hochkalorischer und gleichzeitig leicht verdaulicher Nahrung zu uns führen, die Fruktose enthält. Auf Obst trifft dies in der Regel nicht zu, sodass niemand Angst vor einer Banane oder einem Apfel bekommen sollte, die darüber hinaus eine Reihe an Mikronährstoffen liefern. Anders sieht es dagegen mit dem berühmt-berüchtigten Maissirup aus.

Maissirup als Geißel der modernen Menschheit?

Fruktose hat eine deutlich stärkere Süßkraft als Glukose und wenn wir Menschen einen Geschmack bekanntlich in der Regel gern mögen, dann ist es „süß". Entsprechend ist es aus wirtschaftlicher Perspektive absolut nachzuvollziehen, in einem Sirup den Fruktoseanteil auf Kosten des Glukoseanteils zu erhöhen und damit eine größere Süßkraft zu erreichen. In entsprechenden high fructose sirups kann der Anteil von Fruktose mit entsprechenden Herstellungsprozessen so auf bis zu 90 % angehoben werden. Aufgrund der Subvention der Maisindustrie und der gleichzeitigen Verzollung von Zuckerimporten hat Maissirup eine entsprechend große Bedeutung in der Ernährung von US-Amerikanern.

In Deutschland muss Fruktose in entsprechenden Sirups deutlich gekennzeichnet werden. Glukose-Fruktose-Sirup bedeutet, dass Fruktose in der Trockenmasse mindestens fünf Prozent ausmacht. Übersteigt der Fruktoseanteil wiederum den Glukoseanteil, so wird der Inhaltstoff Fruktose-Glukose-Sirup betitelt. Ein Blick auf die Inhaltsstoffe des jeweiligen Produkts kann also sinnvoll sein.

Zu viel Fruktose kann also bei zu wenig Bewegung und einer hochkalorischen Ernährung durchaus schädlich sein, sodass Maissirup oftmals im Zusammenhang mit Fettleibigkeit oder Diabetes steht. Das bedeutet jedoch nicht, dass der Konsum von Fruktose oder fruktosehaltiger Sirups zu diesem Phänomen führt, also Kausalität nachgewiesen wäre, sondern vielmehr ein hoher Fruktosekonsum bei Menschen mit zu hohem Körperfettanteil häufiger festzustellen ist, also Korrelation. Streng genommen ist das also eine triviale Feststellung, da fruktosehaltige Sirups vornehmlich in entsprechenden Leckereien und seltener in der veganen Rohkostpfanne verarbeitet werden.

Fruktoseunverträglichkeit bei (Kraft-)Sportlern

Die möglichst gemäßigte isolierte Fruktosezufuhr über die Nahrung ist nicht nur aufgrund möglicher Folgeerscheinungen bei zu geringer körperlicher Belastung empfehlenswert. Die Glut-5 können im Laufe eines Lebens (temporär) eingeschränkt funktionieren, was zu einer verschlechterten Fruktoseaufnahme bis hin zu Fruktoseintoleranz führen kann. Aber auch Nahrung kann die Fruktoseaufnahmefähigkeit verschlechtern:

Der Zuckeralkohol Sorbit, der unter anderem in Low-Carb-Riegeln oder Kaugummis zu finden ist und in Lebensmitteln oft auch als E420 aufgeführt wird, blockiert Glut-5.

Entsprechend verschlechtert sich die Fruktoseaufnahme für eine gewisse Zeit.

Fruktose für (Kraft-)Sportler?

Nachdem wir nun Fruktose selbst sowie deren Verstoffwechselung besprachen und Problemstellungen für eine erhöhte Fruktosezufuhr aufgrund zuckerreicher Lebensmittel in der Normalbevölkerung kennenlernten, wollen wir nun schauen, ob Fruktose für (Kraft-)Sportler auch einen Mehrwert bieten kann. Wir kennen bereits den Verbrauch von Kohlenhydraten während des Trainings und kamen auf einen Wert von ca. 50 bis 75 Gramm Kohlenhydraten, die während eines regulären Beintags von Bodybuildern und Kraftsportlern verbraucht werden.

Angenommen, man führt nun aber – warum auch immer – ein besonders langes Beintraining durch, sagen wir: zwei Stunden. Dann gelangen wir langsam in Bereiche, in denen weniger optimal gefüllte Kohlenhydratspeicher an ihre Grenzen kommen können. Darüber hinaus gibt es Sportarten, in denen die dauerhaften Belastungen tatsächlich über eine sehr lange Zeit gehen können. Klassische Beispiele sind hier sicherlich der Triathlon oder der (Halb-)Marathon. Aber auch für zwei Trainingseinheiten an einem Tag oder ähnliche Belastungen können die folgenden Überlegungen von Bedeutung sein.

Führt man solche Belastungen durch, wird man versuchen, mittels der Zufuhr von Kohlenhydraten über die Nahrung den Körper zu unterstützen. Hierbei wird die Kohlenhydrataufnahmefähigkeit zum Flaschenhals:

Bei einer reinen Glukosezufuhr ist die Muskulatur lediglich in der Lage, 1,0 bis 1,1 Gramm über die Nahrung zugeführte Kohlenhydrate pro Minute zu verbrauchen. Aufgrund von Energieaufwendungen bei der Aufnahme und Verteilung der Kohlenhydrate entspricht das 1,0 bis 1,5 Gramm Kohlenhydraten pro Minute, also 60 bis 90 Gramm Kohlenhydraten pro Stunde. Aufgrund der Limitierung bei der Aufnahme von Glukose bringt es nichts, sich mehr Glukose in den Magen zu schütten, es würde schlichtweg nicht mehr im Muskel ankommen.

Da Fruktose allerdings einen anderen Transportweg als Glukose im Körper nutzt, kann die Kombination von Glukose und Fruktose eine erhöhte Oxidationsrate, also eine verstärkte Bereitstellung von Kohlenhydraten im Muskel, gewährleisten, wenn die Belastung entsprechend intensiv ist. Auf diesem Weg können aus maximal 90 Gramm Kohlenhydraten pro Stunde bis zu 105 Gramm werden, was einer Aufnahme von bis zu 140 Gramm Kohlenhydraten über die Nahrung entspricht. Das bedeutet allerdings nicht, dass man sich nun doch den oben angesprochenen Maissirup als Sportler intravenös geben sollte. Vielmehr sollte der Fruktoseanteil in der Kohlenhydratmatrix bei 3 bis 3,5 % nach aktuellem Kenntnisstand liegen.

Die Zufuhr sollte mittels eines isotonischen Getränks erfolgen. Es muss nicht durch den Magen verarbeitet werden, sondern kann direkt in den Darm gelangen. Pro Liter wären das 30 bis maximal 80 Gramm Kohlenhydrate, sodass pro Stunde 1,5 bis 2 Liter getrunken werden sollten, was auch dem Wert entspricht, den gut trainierte Sportler bei entsprechend intensiver Belastung verlieren. Intensiv und lange trainierende Sportler können also von gezielt eingesetzter Fruktose im Training durchaus profitieren, wobei selbst im Rahmen dieses Szenarios von einer Fruktosemast abzuraten ist.

Gewicht machen im Powerlifting

"Gewicht machen" beschreibt die gezielte Gewichtsreduktion, um das Gewichtslimit einer bestimmten Klasse nicht zu überschreiten. In den meisten Kampfsportarten ganz üblich, gibt es auch im Powerlifting immer wieder Athleten, die das eine oder andere Kilogramm abnehmen (wollen). Der folgende Artikel soll sich mit dem "Gewicht machen" im Powerlifting beschäftigen und mögliche Konsequenzen der verschiedenen Vorgehensweisen darstellen.

Warum überhaupt "Gewicht machen"?

Eine vielleicht etwas banale Frage könnte zu Beginn lauten, warum man überhaupt "Gewicht machen" sollte. Powerlifting wird, ähnlich wie viele Kampfsportarten, in unterschiedlichen Gewichtsklassen durchgeführt. Diese können je nach Verband oder Veranstaltung unterschiedlich stark aufgespaltet werden. Letztendlich misst man sich aber in erster Linie mit der direkten Konkurrenz in der gleichen Alters- und Gewichtsklasse.

Erst im zweiten Schritt, wenn es um die sogenannte Relativwertung geht, werden die bewegten Gewichte in Relation zum Gewicht gesetzt, wobei es dafür verschiedene Formeln gibt. Die Wilks- und die Reshel-Tabelle stellen dabei die beiden bekanntesten dar. Diese Formeln dienen dazu, zu berücksichtigen, dass die Kraft nicht proportional zum Gewicht steigt. Während ein sehr guter 75-Kilogramm-Athlet die 200 Kilogramm in der Kniebeuge bewältigen kann, lag der RAW-Weltrekord der IPF 2012 erstmals bei 400 Kilogramm und wurde von Blaine Sumner aufgestellt.

Die 400 Kilogramm stellen noch heute eine Leistung dar, die von nur wenigen Menschen auf der Welt jemals bewältigt werden kann. 200 Kilogramm sind dagegen für talentierte Powerlifter in der bis 75-Kilogramm-Klasse ein realistisches Ziel.

Der Gedanke beim "Gewicht machen" ist nun, möglichst kraftschonend in einer niedrigeren Gewichtsklasse zu starten, um dort gegen vermeintlich schwächere Gegner anzutreten und die Chancen auf eine gute Platzierung zu verbessern. Das Problem an diesem Vorgehen ist allerdings, dass körperliche Leistungsfähigkeit bei vielen Sportlern immer wieder im Rahmen des Diätens in Mitleidenschaft gezogen wird. Gleichzeitig sind viele Athleten immer noch schlecht informiert, wenn es um sinnvolles Vorgehen beim "Gewicht machen" geht.

Im Folgenden wollen wir zwei verschiedene Wege unterscheiden, die beide Vor- und Nachteile haben: das "Entwässern" und die länger geplante Körperfettreduktion. Beginnen wir mit dem Entwässern.

Entwässern für Powerlifter

Vor allem Kampfsportler, die im Rahmen von Ligawettkämpfen wöchentlich eine Gewichtsklasse zu erfüllen haben, nutzen gerne das Entwässern, aber auch bei größeren Kämpfen im Boxen oder MMA wird jeder schon einmal von Athleten gehört haben, die "abkochten". Tagelange Saunengänge, wochenlanges Joggen in dreilagigen Sportanzügen und andere obskure Vorgehensweisen sind nicht selten. Ich selbst hatte 1998, als ich erstmals für das Ringen Gewicht machen musste, wochenlang täglich nur ein Glas Wasser getrunken und bin regelmäßig im Sommer mit zwei Jacken und einer langen Hose um den See nahe unserer Halle gelaufen.

Unnötig und unsinnig zugleich, denn der größte Vorteil des Entwässerns ist gleichzeitig eine der Schwachstellen: Es ist ein temporärer Effekt, der in der Regel auf einen bestimmten Tag hin umgesetzt wird und damit eine Gewichtsminderung für das Abwiegen bewirkt, die am nächsten Tag bereits wieder verwirkt ist.

Ziel ist es dabei, mittels Manipulation des Natriumhaushalts Wasser aus dem Körper zu spülen und so das Gewicht zum Teil deutlich abzusenken. Die Vorgehensweise kann dabei unterschiedlich gestaltet werden, ein Beispiel wäre, für die Waage am Samstag, folgendes:

- Montag bis Mittwoch 4 x 3 Gramm Salz (~ 1 TL) über den Tag verteilt | mindestens 8 Liter Wasser oder Tee trinken – gern mehr
- Donnerstag: kein Salz mehr, trinken auf 3 bis 4 Liter beschränken
- Freitag: maximal einen Liter über den Tag trinken
- Samstag: bis zur Waage nichts trinken

Auf diese Weise sind, je nach Ausgangslage, mehrere Kilogramm Gewichtsverlust möglich. Die Ursache liegt darin, dass unsere Zellen ein Gleichgewicht des Wasserhaushalts mittels Kalium und Natrium erhalten: Kalium in den Muskelzellen, Natrium außerhalb. Wird nun temporär sehr viel Natrium in Form von Salz konsumiert, verschiebt sich das Kalium-Natrium-Verhältnis, Wasser wird aus den Zellen mittels Osmose transportiert, und es kommt, aufgrund des erhöhten Flüssigkeitskonsums, zu einer verstärkten Ausscheidung durch den Körper.

Dieser Effekt hält, wie angesprochen, lediglich für einen Tag an, und birgt einen relativ großen Nachteil: Schlecht hydrierte Muskeln sind leistungsschwächer. Entsprechend muss ein Athlet, der mittels Entwässern sein Gewichtslimit einhält, mit Leistungseinbußen in den drei Mainlifts rechnen.

Wie stark dieser ausfällt, ist nicht nur abhängig von Muskelmasse und Leistungsniveau, sondern auch von der Übung selbst: Während Kreuzheben relativ unempfindlich ist, ist die Gefahr, weniger Gewicht zu bewegen, beim Kniebeugen bereits deutlich größer. Beim Bankdrücken macht sich das Entwässern schließlich am stärksten bemerkbar. Hier ist also am wahrscheinlichsten mit einer Leistungsverminderung zu rechnen.

Die Gründe hierfür sind in Bewegungsablauf der Übungen und beteiligter Muskulatur zu sehen. Während Kreuzheben relativ anspruchslos ist und lediglich eine Aufwärmbewegung vorsieht, wenn man das kontrollierte Ablassen des Gewichts außen vor lässt, bestehen Kniebeugen und Bankdrücken aus einer Abwärts- und Aufwärtsbewegung. Kniebeugen wiederum werden durch relativ große und viele Muskeln umgesetzt, wohingegen beim Bankdrücken in erster Linie Brust, Trizeps, Latissimus und Schultern beteiligt sind.

So weit, so gut. Die Beinmuskulatur macht ca. 30 % der Gesamtmuskulatur des Menschen aus und verrichtet gemeinsam mit der Gesäßmuskulatur den Großteil der aktiven Arbeit beim Kniebeugen. Gehen wir der Veranschaulichung halber von ca. 40 % der Gesamtmuskulatur des Menschen aus. Die beim Bankdrücken beteiligte Muskulatur macht dagegen einen deutlich geringeren Anteil aus.

Vergleicht man nun aber die beispielhaft genannten 200 Kilogramm im Kniebeugen mit realistischen Maximallasten von 140 Kilogramm beim Bankdrücken, entspräche dies grob einem Verhältnis von 4 zu 3 bei den bewältigten Leistungen. Bezogen auf die beteiligte Muskulatur ist das Verhältnis dagegen deutlich ungünstiger zum Nachteil des Bankdrückens. Diese kleine Überlegung sollte den Effekt verdeutlichen, den Athleten immer wieder zu spüren bekommen, wenn sie mittels Entwässern für ihre Gewichtsklasse Gewicht machen.

Ob man das Risiko eingeht, muss jeder Athlet für sich selbst entscheiden, und es ist sicherlich auch abhängig davon, wie viel Zeit zwischen dem Abwiegen und den ersten eigenen Versuchen ist. Flüssig zugeführte Kohlenhydrate sowie entsprechende Elektrolyte wären bereits nach 30 bis 45 Minuten in den Muskelzellen, sodass bei einem ausreichenden Zeitfenster die Möglichkeit bestände, die Leistungsminderung abzuschwächen oder sogar gänzlich zu vermeiden.

Wer sogar zwei oder drei Stunden Zeit hat, bis das erste Mal die Wettkampfplattform betreten wird, hätte sogar ausreichend Zeit, leichtverdauliche Lebensmittel wie Banane oder Reis zu essen, die reich an Kohlenhydraten und Kalium sind. Gemeinsam mit etwas Salz, das für die optimale Aufnahme im Körper ebenfalls zugeführt werden sollte, und ausreichend Flüssigkeit kann Entwässern sogar zu einer sehr sinnvollen Strategie werden. Kommen wir damit zur alternativen Vorgehensweise.

Die geplante Körperfettreduktion

Powerlifting-Wettkämpfe werden in der Regel langfristig angesetzt, sodass ein Athlet rechtzeitig Kenntnis hat, an welchem Tag das nötige Gewicht erreicht werden sollte. In den letzten Jahren hat sich vor allem in den leichteren Gewichtsklassen das muskuläre Niveau der Athleten deutlich verbessert, indem so wenig Körperfett wie nötig auf die Waage getragen wird.

Ich selbst war bereits 2006, als ich erstmals Powerlifting-Wettkämpfe bestritt, immer ein Freund davon, eine möglichst fettfreie Form zu halten und keine unnötige Masse zu behalten. Zum einen aus Gründen der Eitelkeit, die man auch als Powerlifter haben darf, und zum anderen, um den bereits beschriebenen Effekt zu erzielen: sich bei möglichst gleichbleibender Leistung mit möglichst leichten Konkurrenten messen, die im besten Fall nicht die gleiche Strategie anwandten.

Entsprechend wird mit einem Zeitansatz von 2 bis 3 Monaten geduldig das Körperfett und damit Gewicht reduziert, indem ein mildes Kaloriendefizit umgesetzt wird. Optimalerweise würde ich aus heutiger Perspektive ein Vorgehen im Sinne von Intermittent Fasting 2.0 empfehlen, indem in den Deloading-Wochen alle 4 bis 6 Wochen Speedweeks eingesetzt werden, sodass während der regulären Trainingswochen mehr Nahrung und damit in der Regel auch mehr Energie zur Verfügung steht.

Da Powerlifting recht beinlastig ist, sollte je nach individueller Regenerationsfähigkeit anstatt Laufen oder dem Radergometer eine alternative Cardio-Form genutzt werden, wenn man dieses einsetzen möchte, um seinen Gesamtverbrauch zu erhöhen. Rudern oder noch besser Schwimmen wären sinnvolle Möglichkeiten, da diese die Belastung besser verteilen bzw. die beim Powerlifting besonders benötigte Muskulatur nicht verstärken.

Eine fast noch bessere Strategie wäre, die Altagsaktivität bewusst zu erhöhen. Zügiges Spazierengehen ist weniger anspruchsvoll für den Körper als intensives Cardio, ermöglicht aber dennoch, pro Stunde mehr Kalorien zu verbrennen als normales Hanteltraining im Studio.

Die geplante Körperfettreduktion bietet zwei Vorteile: Zunächst einmal verhindert sie, dass man mittel- und langfristig unnötige Mengen Körperfett mit sich herumschleppt und mögliche Leistungsverbesserungen in keiner Relation zum zusätzlichen Körpergewicht stehen. Muskelaufbau bedarf Geduld, und gerade, wenn man über ein Anfängerstadium hinaus ist, baut niemand kiloweise Muskulatur innerhalb weniger Monate auf. Wettkampfvorbereitungen können somit nicht nur helfen, strukturiert mit einem Ziel seine Leistungen zu verbessern, sondern gleichzeitig auch die Muskelqualität, wie es im Bodybuilding genannt wird, zu verbessern.

Langjährig aktive Athleten, die bereits mehrere Vorbereitungen absolviert haben, berichten immer wieder von deutlich verbesserter Muskulatur bei gleichbleibendem Körpergewicht, was ich selbst aus der Praxis bestätigen kann und was im Rahmen von wissenschaftlichen Untersuchungen vermutlich nur schwer methodisch überprüfbar sein dürfte.

Den zweiten Vorteil stellt eine verbesserte Mitochondrienanzahl zum Wettkampf hin dar. Mitochondrien als Kraftwerke der Zellen haben eine Lebensdauer von bis zu 3 Wochen, und täglich werden 5 % der Mitochondrien im Körper erneuert. Hungerphasen – sowohl im Rahmen des Intermittent Fasting als auch im Sinne einer kalorienreduzierten Diät – tragen dazu bei, dass der Körper mehr Mitochondrien produziert. Diese wiederum sind für die ATP-Erzeugung notwendig, und mehr Mitochondrien werden entsprechend in der Lage sein, mehr ATP zu produzieren, was zu einer verbesserten Energieversorgung der Muskulatur führt.

Auch wenn ein Versuch beim Powerlifting nur wenige Sekunden dauert und insbesondere die anaerobe Energiegewinnung, die unabhängig von den Mitochondrien abläuft, von Bedeutung ist, nimmt die ATP-Regeneration mithilfe der Mitochondrien auch in den ersten Sekunden der körperlichen Belastung um die 5 bis 10 % der Gesamtproduktionsmenge des ATPs ein. Dies mag nicht sonderlich viel sein, wenn wir aber davon reden, ob es gelingt, die bisherige PR um das eine oder andere Kilogramm zu verbessern, kann dies einer von vielen Faktoren sein, der zu einer verstärkten Leistungsfähigkeit beiträgt.

Abschließende Bemerkungen

Ob man sich entscheidet, für einen Wettkampf "Gewicht zu machen", ist sicherlich eine Frage der eigenen Ambitionen und von vielen Faktoren abhängig. Während das Entwässern die Gefahr von Leistungseinbußen mit sich bringt, verlangt eine geplante Gewichtsreduktion oftmals Disziplin, Geduld und ein klug geplantes Vorgehen. Egal, für was man sich allerdings entscheidet: Der Vorsatz, an einem Wettkampf teilzunehmen, ist bereits ein wichtiger Schritt, mittel- und langfristig besser zu werden.

Ernährung am Wettkampftag für (Kraft-)Sportler

Im Gegensatz zu Bodybuildern sind (Kraft-)Sportler am Wettkampftag weniger an einer bestimmten Optik als an messbarer Leistung interessiert. Es ist egal, wenn sich ein kleiner Wasserfilm unter der Haut angesammelt hat, solange es gelingt, die Trainingsleistungen im Wettkampf abzurufen oder sogar zu überbieten. In diesem Abschnitt wollen wir uns daher mögliche Strategien anschauen, um dieses Vorhaben erfolgreich umzusetzen.

Ich werde dabei im Rahmen dieses Buchs nur auf ernährungsspezifische Aspekte eingehen. Weitere Punkte wären die periodisierte Trainingsplanung, Erholung, aber auch Aspekte wie das Erreichen einer guten Grundlagenausdauer, um die Regenerationszeiten im Training und den Laktatabbau im Wettkampf zu verbessern.

Schritt 1: Superkompensation der Kohlenhydratspeicher

Das Prinzip der Superkompensation der Kohlenhydratspeicher ist einfach und auch als Saltindiät bekannt: Durch eine gezielte Entleerung mittels Training und einer eingeschränkten Zufuhr von Kohlenhydraten werden die Speicher der Muskulatur über den Zeitraum einiger Tage (teil)geleert. Kurz vor dem Wettkampf kommt es nun zum bewussten Kohlenhydrat-Refeed, was eine temporäre Überladung der Kohlenhydratspeicher ermöglicht.

Konkret bedeutet das, dass der Athlet versuchen sollte, eine Woche vor dem Wettkampf seine Ernährung möglichst kohlenhydratarm mit etwa 100 Gramm Kohlenhydraten pro Tag zu gestalten. Gleichzeitig sollte die Muskulatur durch Trainingsbelastung gefordert werden. Der Balanceakt zwischen ausreichender Erholung für den Wettkampftag und ausreichender Trainingsintensität ist sicherlich eine individuelle Sache, die von Athlet zu Athlet abgewogen werden muss.

Eine mögliche Strategie wäre es, an den Anfang der Woche an Tag 1 und vielleicht sogar Tag 2 Ausdauereinheiten mit einer gewissen Intensität und Dauer zu legen. Rudern, Schwimmen oder auch Laufen sollten hier dem Radergometer gegenüber bevorzugt werden, um nicht nur die Beinmuskulatur isoliert zu belasten. Anschließend kann, je nach Trainingsstand, ein Pausentag eingefügt werden, woraufhin an Tag 4 und vielleicht sogar Tag 5 eher leichte bzw. kurze Krafteinheiten folgen, die die Muskulatur zwar belasten und somit die Kohlenhydratspeicher weiter (teil)leeren, allerdings durch den Athleten ohne Probleme bis zum Wettkampftag verarbeitet werden kann. Die Regeneration sollte also weiterhin möglich sein.

Während dieser gesamten Woche werden, wie bereits angesprochen, nur sehr wenige Kohlenhydrate zugeführt, sodass die Speicher der Muskulatur sich leeren.

Schritt 2: Bin ich in meiner Gewichtsklasse?

Wie im Abschnitt zum Gewicht-Machen bereits betont, wäre meine Empfehlung eine möglichst rechtzeitige Planung der Gewichtsklasse, um keine radikalen Entwässerungen am Wettkampftag umsetzen zu müssen. Wer allerdings tatsächlich noch um jedes Gramm auf der Waage bangen muss und das Starten in der nächsthöheren Gewichtsklasse mit allen Mitteln vermeiden will, kann für die genannte Woche die kohlenhydratreduzierte Phase mit einer Speedweek umsetzen. In diesem Fall würde also ein deutliches Kaloriendefizit ergänzt werden.

Hierbei sollte beachtet werden, dass jeder Athlet dieses Vorgehen unterschiedlich gut verarbeitet. Generell würde ich immer empfehlen, bereits im Vorfeld eine Speedweek umzusetzen, um die Reaktionen des eigenen Körpers zu kennen. Eine Kombination mit dem ebenfalls bereits genannten Entwässerungsschema wäre möglich.

Abhängig davon, ob man in seiner Gewichtsklasse ist, wäre nun die Frage, wann man mit dem Kohlenhydrat-Refeed beginnt. Zur Erinnerung: 1 Gramm Kohlenhydrate bindet in etwa 3 Gramm Wasser in der Muskulatur, sodass 200 bis 400 Gramm geladene Kohlenhydrate bis zu 1,5 Kilogramm Unterschied auf der Waage ausmachen können, unabhängig von sonstigen Wassereinlagerungen oder auch Mageninhalten. Wer also noch bangt, auf der Waage das entsprechende Gewichtslimit zu unterschreiten, sollte den Refeed entsprechend auch erst im Anschluss umsetzen.

Schritt 3: Kohlenhydrate laden

Beim Laden der Kohlenhydrate möchte man nun bewusst die Kohlenhydratspeicher der Muskulatur überladen. Es existiert zwar ein gewisses Zeitfenster im Anschluss an Trainingseinheiten, in dem die Aufnahmefähigkeit verbessert ist, jedoch ist diese auch unabhängig vom Training gegeben.

Neben der Muskulatur wurden jedoch auch die Leberspeicher geleert, sodass diese beim Laden berücksichtigt werden sollten. Während zierliche Frauen ca. 80 Gramm veranschlagen sollten, wäre die Empfehlung für Männer ca. 120 Gramm Kohlenhydrate. Zusätzlich hierzu abhängig von der jeweiligen Muskulatur und der Stärke der Entleerung weitere Kohlenhydrate, wobei man mindestens 200 Gramm zusätzliche Kohlenhydrate ergänzen sollte.

Erfolgt das Laden am Tag vor dem Wettkampf, sollte zudem beachtet werden, dass bis dahin die Leberspeicher erneut geleert werden, also am Wettkampftag weitere Kohlenhydrate zugeführt werden sollten, wenn auch nunmehr im normalen Maße.

Die Mahlzeit sollte dabei aus leicht verdaulichen Kohlenhydraten, die sich aus Glykose zusammensetzen, bestehen und leicht gesalzen werden, da Natrium für die Aufnahme von Aminosäuren und Kohlenhydraten in die Darmzellen notwendig ist. Eine kaliumreiche Kohlenhydratquelle wie Reis mit etwas Salz wäre eine gute Wahl.

Dazu könnte man je nach Geschmack ein Fruchtmus ergänzen, der zum Teil Fruktose liefert, die die Kohlenhydratversorgung nochmals beschleunigt, wie im Abschnitt zu Fruktose dargestellt. Ein Apfel-Bananen-Mus wäre hier eine mögliche Wahl.

Bedeutung für die Praxis für (Kraft-)Sportler

Generell ist es natürlich so, dass stark gefüllte Kohlenhydratspeicher je nach Belastungsschema einer Sportart (und Trainingszustand des Athleten) unterschiedlich starke Auswirkungen haben können. Wer beispielsweise einen Marathon läuft und sich mit einem gewissen Trainingsniveau auf dieses Unterfangen einlässt, wird im Vorfeld seinen Fettstoffwechsel optimieren.

Kraftathleten wie Sprinter, Gewichtheber oder Powerlifter greifen dagegen in erster Linie auf anaerobe-alaktazide Energiegewinnung zurück, die durch die Kreatinphosphatspeicher gewährleistet wird. Allerdings beginnt die anaerobe-laktazide Energiegewinnung schon nach wenigen Sekunden parallel einzusetzen.

Bereits das Herausheben der Hantel beim Kniebeugen oder Bankdrücken erfordert von der Muskulatur Energie. Bis zum Abwarten des Kommandos der Kampfrichter sind die ersten Sekunden vergangen, sodass angenommen werden darf, dass die anaerobe-laktazide Energiegewinnung aus Kohlenhydraten durchaus bereits Einfluss nimmt.

Beim Gewichtheben kann Umsetzen und Stoßen gerne 10 Sekunden in Anspruch nehmen, und wer am Wettkampftag drei Versuche hat, wird seine Kohlenhydratspeicher damit nicht leeren, sodass ein Laden am WK-Tag oder sogar ein geringeres Laden zu keinen Problemen führen sollte. Es empfiehlt sich jedoch, diese Strategie im Einzelfall im Vorfeld zu testen.

Sobald jedoch Belastungen länger andauern, wie beim Powerlifting, 400-Meter-Lauf oder Crossfit, nehmen gefüllte Kohlenhydratspeicher eine immer größere Bedeutung ein, sodass Athleten in der Praxis durchaus von diesem Vorgehen profitieren können.

Was dagegen eher kontraproduktiv als hilfreich ist, wäre das Essen von Süßigkeiten und insbesondere fettigen Lebensmitteln am Wettkampftag. Diese verweilen zu lange im Magen und erfordern entweder eine verbesserte Durchblutung des Verdauungsapparats auf Kosten der Muskulatur oder können dazu führen, dass einem schlecht wird.

Das alles bewegt sich in einem Bereich, in dem an Details gearbeitet wird. Wer auf einen Wettkampf hin schlecht oder deutlich zu viel trainiert hat, am Wettkampftag nicht ausreichend trinkt oder nächtelang zu wenig geschlafen hat, kann all dies nicht mit der Planung der Nahrungszufuhr kurz vor der Belastung ausgleichen. Es ist also eher wie die Kirsche auf der Sahne zu verstehen, nicht wie der Fuß des Eisbechers.

Testosteronabfall in der Diät: Gegenmaßnahmen

Das Männlichkeitshormon Testosteron, das bekanntermaßen auch für weibliche Sportler von Bedeutung ist, hat in einer Diät zweierlei Bedeutung: Es schützt davor, dass die hart erarbeitete Muskulatur abgebaut wird, und es fördert die Abnahme von Körperfett. Letzteres sogar doppelt, indem es zum einen die Betarezeptoren der Fettzellen erhöht und damit den Abbau fördert und zum anderen die Speicherung von Fettsäuren in den Fettzellen hemmt. Gute Gründe dafür, dass man an einem stabilen Testosteronspiegel auch während der Diät interessiert sein sollte.

Dennoch ist es so, dass insbesondere bei länger anhaltenden Hungerphasen die Spiegel des anabolen Hormons absinken. Spürbar weniger Energie, sinkende Libido und letztendlich Probleme bei der Erreichung der gesetzten Ziele sind nur die unmittelbar wahrnehmbaren Folgen.

In diesem Abschnitt möchte ich einen kleinen Erfahrungsbericht liefern. Eine n=1-Studie, wenn man so möchte, die ich in den letzten Wochen im Rahmen der eigenen Diät umsetzte. Aber beginnen wir kurz mit dem Abfall des Testosterons.

Bestimmung des Testosteronwertes

Testosteron durchläuft sowohl einen Tages- als auch einen Lebenszyklus. Das bedeutet, dass je nach Messzeitpunkt unterschiedliche Werte ermittelt werden, was bei Überprüfung und Interpretation beachtet werden sollte. Die Gesamtausschüttung von Testosteron ist um das 20. Lebensjahr am höchsten und sinkt von da an immer weiter ab, sodass ab dem 50. Lebensjahr nur noch etwa 50 % des einstmaligen Höchstwertes produziert werden.

In diesem Zusammenhang muss gesagt werden, dass es Diskussionen gibt, inwieweit dieser Abfall unaufhaltbar ist oder Lebensumstände dazu führen. Jeder, der das 30. Lebensjahr überschritten hat oder Personen in dieser Lebensphase kennt, kann in diesem Zusammenhang einmal deren sportliche Aktivität analysieren. Während junge, testosterongesteuerte Männer noch in ganzen Scharen die Fitnessstudios Deutschlands stürmen, verschieben sich die Prioritäten bei vielen Menschen.

Mangelndes Zeitmanagement oder fehlendes Bewusstsein für langfristige gesundheitliche Vorteile münden schließlich darin, dass nicht nur der Testosteronwert kontinuierlich abfällt. Körperliche Aktivität und ein bewusster Lebensstil bleiben oftmals bereits früher auf der Strecke. Entsprechend gibt es Überlegungen, ob kontinuierliches Muskeltraining den angesprochenen Abfall auf die Lebenszeit betrachtet nicht bereits erfolgreich eingrenzen würde.

Auf den Tag betrachtet sind unsere Testosteronwerte am Vormittag am höchsten und sinken im Verlaufe des Tages. Aus diesem Grund sollte man entsprechende Messungen nicht erst am Nachmittag durchführen, was auch Ärzten nicht immer bewusst ist. Zumindest nicht, wenn man die Bestimmung auf eigene Kosten bei seinem Allgemeinmediziner umsetzen lässt.

Bei der Bestimmung wiederum muss man zwischen der Bestimmung des Gesamttestosterons und des freien Testosterons unterscheiden. Wie die meisten sicherlich wissen und der Rest schon ahnt: Nur freies Testosteron ist tatsächlich wirksam und liegt in deutlich geringerer Menge vor als das gebundene. Man kann davon ausgehen, dass etwa 95 % des Testosterons an SHBG gebunden sind und lediglich die restlichen 5 % entscheidend für die eingangs genannten Effekte sind. Dieser Punkt wird später noch einmal von Bedeutung sein.

Im Zug der Bestimmung sollte man sich dieser Unterscheidung bewusst sein, da Blutbestimmungen generell das Gesamttestosteron angeben. Dies erkennt man an der Einheit nmol je Liter, während das freie Testosteron in pmol je Liter angegeben wird.

Sinnvoller und durchaus auch praktikabler kann die Bestimmung mittels Speicheltest sein, bei dem standardmäßig die freie Menge gemessen wird. Im Speichel befindet sich verdünntes Blut, sodass sich niemand wundern muss, warum man plötzlich auch aus Sabber das Männlichkeitshormon bestimmen könnte. Wann kann es nun zum Abfall kommen?

Niedrige Testosteronwerte generell vermeiden

Zunächst einmal sollte man noch darauf hinweisen, dass der Testosteronwert durchaus individuell ist und es gewisse Spannweiten gibt. Diese sind so weit gefasst, dass der 50-Jährige, dessen Wert abgesunken ist, aber noch am oberen Ende der altersspezifischen Skala liegt, einen Wert aufweist, der dem untersten Abschnitt eines jungen Mannes entspricht. Entsprechend sollte man – Mann wie Frau – zum einen aus Neugier seinen eigenen Wert bestimmen lassen, aber insbesondere auch, um Werte im Rahmen einer Diät besser beurteilen zu können.

Vereinfacht gesagt: Wer den Wert eines jungen Gottes hatte, davon aber nichts wusste, und erstmals in der Diät seinen Wert bestimmt, der nun deutlich abgesunken ist, aber noch in der üblichen Skala liegt, erfährt so möglicherweise gar nicht von einem bereits deutlich fortgeschrittenen Abfall.

Hinzu kommt, dass eine ausreichende Mikronährstoffversorgung gewährleistet sein sollte. In diesem Zusammenhang wird beispielsweise Zink immer wieder genannt: ein wichtiger Mikronährstoff, der an Hunderten Prozessen im Körper beteiligt ist und tatsächlich zu einem Testosteronmangel führen kann, wenn zu wenig Zink vorhanden ist. Umgekehrt stellt Zink jedoch keinen Testo-Booster dar. Ohne Benzin fährt mein Auto nicht. Wenn ich es betanke, entspricht das aber nicht dem Einbau einer Lachgaseinspritzanlage.

Ein weiterer Mikronährstoff, dessen Mangel mit niedrigen Testosteronspiegeln in Verbindung gebracht wird, ist Vitamin D. Die Bedeutung dieses Nährstoffes hat in den letzten Jahren zunehmend Aufmerksamkeit gewonnen, und auch ich stellte bereits in einer früheren Folge die wichtigsten Informationen zusammen.

In diesem Zusammenhang nur der Hinweis, dass das Vitamin K2 bei einer Vitamin-D-Supplementierung ebenfalls zugeführt werden sollte, ich allerdings von Kombipräparaten abraten würde, da der Bedarf an K2 gedeckelt ist, wohingegen die Dosierungen von Vitamin D sehr individuell sein können. An einem Auto benötige ich in der Regel auch nur vier Reifen, aber unterschiedliche Mengen Benzin, um eine Strecke zu bewältigen. Der Griff zu Kombipräparaten entspricht dem regelmäßigen Kauf zusätzlicher Reifen, sobald bestimmte Mengen an Benzin erworben werden. Schadet nicht, aber ergibt auch keinen Sinn.

Darüber hinaus stehen Kreatin und BCAAs bei hochintensiven und langen Belastungen im Zusammenhang mit einem begrenzten Abfall des Testosteronspiegels. Insbesondere BCAAs sind aber in diesem Zusammenhang in erster Linie für Ausdauersportler interessant.

Neben den Mikronährstoffen muss selbstverständlich auch das Thema Schlaf angesprochen werden, was als deutlich wichtiger bezeichnet werden darf als eine Pille mehr oder weniger. Bereits wenige Tage unzureichenden Schlafs können zu einer Hemmung der Testosteronproduktion führen. Unzureichend bedeutet in diesem Zusammenhang, dass man spürbar nicht erholt ist. Das sollte nicht zwangsläufig an einer Stunde mehr oder weniger Schlaf festgemacht werden, zumal der Schlafbedarf durch unsere körperliche Belastung, unseren Alltag, Stress, Schlafqualität und weitere Faktoren beeinflusst wird.

Testosteronabfall in der Diät

Doch noch so viele Vitamin-D-Tabletten, die längsten Mittagsschläfchen und auch der bewussteste Lebensstil können eines nicht verhindern: Testosteronabfall im Rahmen einer kalorienreduzierten Diät. Um dies besser zu verstehen, sollten wir uns noch einmal die vier Hungerphasen ins Gedächtnis rufen, die wir bereits kennenlernten.

Die erste Phase, die postabsorptive Phase, entspricht dem Zeitpunkt nach der letzten Nahrungsaufnahme und ist insbesondere durch die Stabilisierung des Blutzuckers mithilfe der Leber gekennzeichnet. Im Anschluss setzt die frühe Hungerphase ein. Während zunächst tatsächlich glukogene Aminosäuren in größeren Mengen verstoffwechselt werden, nimmt der Fettstoffwechsel anschließend eine zunehmende Bedeutung ein.

Nach etwa vier Tagen beginnt die späte Hungerphase. Der Fettstoffwechsel ist nun dominierend, aber der Energieumsatz sinkt auch wieder ab. Der Körper wird effektiver. In diesem Zusammenhang kommt es zum Abfall von Hormonen wie Leptin oder eben auch Testosteron. Der Körper bremst, vereinfacht gesagt, Prozesse wie Wachstum und Fortpflanzung, da Überleben zunächst die oberste Prämisse darstellt.

In diesem Zusammenhang sollte man nochmals betonen, dass die beschriebenen Zeitfenster auf tatsächliches Hungern im Sinne von ausbleibender und nicht lediglich reduzierter Nahrungszufuhr bezogen sind. Bei einer kalorienreduzierten Diät verlängern sich die Zeitphasen, aber als Faustformel können wir daraus ableiten, dass ein milderes Defizit generell länger für den Körper umsetzbar sein sollte als ein größeres.

Die Gründe hierfür sind aus zwei Perspektiven zu betrachten: Zum einen erlaubt ein milderes Defizit eine höhere Kalorienzufuhr, was die Chance auf eine ausreichende Versorgung mit Makro- und Mikronährstoffen erhöht. Während die Proteinzufuhr in einer Diät für die meisten Sportinteressierten kein Problem darstellen wird, reduzieren insbesondere Frauen oftmals die Fettzufuhr zu stark. Dies wiederum führt über kurz oder lang zu einer verschlechterten Produktion androgener Hormone, zu denen Testosteron gehört.

Den zweiten Punkt stellt das aktuell bestehende Tagesdefizit dar. Damit ist die zum Zeitpunkt X betrachtete Kalorienzufuhr im Verhältnis zum bis dahin stattgefundenen Verbrauch gemeint. Angenommen, ich habe um 10 Uhr bisher 1.000 kcal verbraucht, aber erst 500 an diesem Tag zu mir genommen, wäre das aktuell bestehende Defizit 500 kcal groß. Esse ich nun im Laufe des Tages und habe bis 20 Uhr 2.000 kcal verbraucht, aber nunmehr 2.500 kcal gegessen, wäre ich in einem temporären Überschuss von 500 kcal.

In einer viel diskutierten skandinavischen Studie aus dem Jahr 2018 untersuchten Forscher dieses Defizit stündlich an weiblichen Athleten und stellten einen Zusammenhang zwischen einem 300-kcal-Defizit und hormonellen Störungen fest. Je mehr Stunden in diesem Bereich lagen und je weniger anabole Stunden mit einem temporären Überschuss existierten, desto eher kam es zu hormonellen Beeinträchtigungen. Ein mildes Kaloriendefizit erlaubt mehr anabole Stunden und kürzere Phasen in einem Defizit von 300 kcal und mehr. Entsprechend ist damit zu rechnen, dass hormonelle Probleme länger vermieden werden können, wenn alles andere in beiden Szenarien optimal gestaltet wird.

Doch selbst in der am besten geplanten Diät wird man mit der Zeit mit einem Testosteronabfall rechnen müssen, was uns schließlich zur eingangs angesprochen n=1-Untersuchung führt.

N=1: Mein Testosteronabfall

Ich habe in meinem Leben bereits eine Reihe an Diäten durchgeführt. Praktisch alle davon waren Teil von Wettkampfvorbereitungen, in denen ich in eine jeweilige Gewichtsklasse rutschen wollte. Erstmals 1999 für das Ringen, wiederholten sich diese Lebensphasen unzählige Male fürs Ringen, den Kraftdreikampf oder auch Bodybuilding-Meisterschaften. Jedes Mal lernte man dazu, und über die Jahre wurden die verschiedensten Strategien ausprobiert.

Einen ernsthaften Testosteronabfall bekam ich dabei erstmals 2011 zu spüren, als ich mich knapp 6 Monate auf meine erste Bodybuilding-Meisterschaft vorbereitete. Das Ganze war eher eine Art Selbstexperiment: kein Kalorienzählen, sondern Arbeiten mit simplen Regeln, kombiniert mit einem umfangreichen Sportprogramm, bestehend aus Hanteltraining, Laufen, Rudern, Schwimmen und weiteren Aktivitäten, sodass am Ende der Diät 10 Einheiten pro Woche auf dem Plan standen.

Ich gewann meinen Wettkampf, hatte aber – insbesondere rückblickend – zum Ende hin alle Anzeichen eines Testosteronabfalls, was zugegebenermaßen dazu führte, dass ich im Anschluss in ein kleines Loch fiel. Ich ließ nicht nur die Deutsche Meisterschaft sausen, für die ich qualifiziert war und die letztendlich der an meinem Wettkampf Zweitplatzierte gewann, sondern verlor eine Zeitlang Lust und Fokus, wenn es um das Training ging.

Diese Erfahrung sensibilisierte mich, wobei ich zunächst die folgenden Jahre keine Diäten umsetzen musste, bei denen ein möglichst niedriger Körperfettanteil das Ziel gewesen wäre. Bis 2017.

Das Jahr 2017 war von einer gewissen Orientierungslosigkeit geprägt. Den im April geplanten Marathon musste ich zwei Wochen vor dem Wettkampf absagen, was mich, zugegeben, etwas demotivierte, und Wettkämpfe im Kraftdreikampf sah ich als wenig realistisch an, da ich mir Jahre zuvor bei einem Unfall den rechten Trizeps angerissen hatte und lange kaum mein eigenes Körpergewicht auf der Bank mehrfach bewegen konnte. Glücklicherweise war das mittelfristig die einzige Einschränkung, und Dips waren mir auch früher immer schon die liebere Übung. Bodybuilding-Wettkämpfe reizten mich dagegen nicht, und zugegebenermaßen fehlte mir nach den Erfahrungen im Jahr 2011 der Biss, so eine Reise noch einmal umzusetzen, auch wenn mir bewusst war, was damals falsch lief und wie dies vermieden werden könnte.

Dennoch begann ich Anfang Oktober mit einer milden Diät. Ich wollte für mich ein wenig besser in Form sein und hatte mir ein Fitbit Charge 2 gekauft, dessen Genauigkeit und Praktikabilität für das Planen von Diäten ich überprüfen wollte. Es gibt immer mal wieder Diskussionen darüber, was Coaches leisten können müssten oder welche Erfolge sie vorweisen sollten.

Meine persönliche Meinung ist zumindest, dass man alles selbst einmal ausprobiert haben sollte, bevor man dies anderen Personen vorgibt, alleine schon um Mechanismen vollständig zu begreifen und nicht nur in der Theorie zu durchleben und mögliche Probleme und Einflüsse auf andere Lebensbereiche frühzeitig zu erkennen.

Ich setzte mir das Ziel eines Defizits von 2.100 kcal pro Woche und nahm mir zunächst 12 Wochen als Diätzeitraum vor. Leider, und das ist wieder eine neue Erfahrung, nahm ich im Vorfeld keinen Testosteronwert. Ich habe keinen großartigen Bartwuchs, wenig Körperbehaarung und auch sonst nicht mit Alpha-Männchen-Eitelkeiten zu kämpfen. Darüber hinaus weiß ich von einer Blutuntersuchung von vor wenigen Jahren, dass mein Gesamttestosteronwert normal, aber nicht sonderlich berauschend ist.

Als die 12 Wochen dann aber so hervorragend einfach liefen und die Form sehr gut geworden war, wollte ich schauen, wie weit die Reise noch führen könnte. Ich ließ Cortisol, Testosteron und DHEA mittels Speicheltest bestimmen. Während Cortisol im grünen Bereich war und DHEA sogar erhöht, lag der Testosteronwert mit 26,1 pg/ml bereits unter der regulären Range von 31,8 bis 100,4 pg/ml. Ich spürte noch keine negativen Folgen, nahm diese Entwicklung jedoch sehr ernst.

Da der Testo-Wert und die Ermittlung mittels Speicheltest aber auch Ungenauigkeiten unterliegen können, gab es noch keinen Grund zur Panik. Die Diät wurde ganz normal weiter umgesetzt. Ich hatte weiterhin Spaß am Training und konnte mich auch weiter in allen Bereichen steigern, was auch in dem Zusammenhang zu sehen ist, dass ich mich in früheren Vorbereitungen schon auf höhere Leistungspeaks hochgearbeitet hatte. Es wurden also keine All-Time-Rekorde gebrochen. Zumindest nicht an der Langhantel, im Ausdauerbereich dagegen schon.

Ende März führte ich nach drei Monaten den nächsten Test durch. Die Form hatte sich kontinuierlich verbessert, der Spaß am Training war ungebrochen, mein freies Testosteron war mit einem Wert von 8,6 pg/ml im Keller. Ich ahnte so etwas schon, da entgegen der anderen beschriebenen Umstände meine Libido spürbar schlechter geworden war und sich manchmal für meine Verhältnisse erste Antriebslosigkeiten bemerkbar machten. Was also an dieser Stelle tun? Jedem normalen Menschen würde ich zum Abbruch der Diät raten, ohne dabei gleich alle Ergebnisse über den Haufen zu werfen und zu verfetten. Aber eben keine weitere Körperfettreduktion.

Ich hatte jedoch inzwischen beschlossen, Ende April beim Kraftdreikampf zu starten, und liebäugelte mit einer Bodybuilding-Meisterschaft eine Woche später, wenn ich schon einmal in Form gewesen wäre. Ich hatte noch nicht das erforderliche Gewichtslimit erreicht und wollte für den Wettkampftag nicht entwässern, zumal die Option auf die Bodybuilding-Revanche eine Woche später den Anspruch an einen möglichst geringen Körperfettanteil weiter verstärkte. Ich entschied mich, pflanzliche Testosteron-Booster zu probieren.

N=1: Meine Auswahl natürlicher Testo-Booster

Kräuterextrakte und sekundäre Pflanzenstoffe in Form entsprechender Extrakte erfreuen sich immer wieder einer größeren Beachtung. Zuletzt gelang dies in bemerkenswerter Weise wohl Christian Zippel mit seinem Buch "Natural Doping", zu dem zeitgleich auch der Novagenics-Verlag ein deutlich weniger beachtetes Buch mit gleicher Thematik anbot. Beides waren Wiederauflagen bzw. Aufarbeitungen bereits existierender Bücher, was nochmals verdeutlicht: Natürliche Testo-Booster stehen immer einmal wieder im Fokus, haben aber offenbar nie den großen Hype erlebt, wie es andere Supplemente oder Wirkungsstoffe tun.

Dies mag auch der schier unüberschaubaren Anzahl an Wirkstoffen geschuldet sein, die niemand allesamt systematisch im Selbstexperiment probieren könnte. Ich selbst hatte mich zudem mit dem Markt bisher praktisch gar nicht intensiver auseinandergesetzt. Testo-Probleme? Da hatte ich erwartet, erst in ein paar Jahren genauer darüber nachdenken zu müssen.

Die letztendliche Auswahl, die ich traf, ist also keineswegs das Ergebnis einer vollständigen Abwägung aller existierenden Produkte. Dennoch versuchte ich eine systematische Umsetzung, indem ich meinen Testosteronspiegel auf drei Wegen unterstützen wollte: (1) natürliche Zufuhr von außen, (2) Anregung der Eigenproduktion, (3) Optimierung des freien Anteils.

Als natürliche Zufuhr von außen entschied ich mich für Pinienpollen, die auch als Kieferpollen verkauft werden. In diesem Zusammenhang der Hinweis, dass diese gemäß Novel-Foods-Verordnung in Europa nicht zum Verzehr freigegeben sind. Dies alles ist also als Erfahrungsbericht und nicht als Einnahmeempfehlung zu verstehen.

Pinienpollen enthalten bioidentisches Testosteron, also Hormone, die den körpereigenen vollständig entsprechen sollen. Für eine verbesserte Aufnahme wird das Ganze als Tinktur zudem nicht direkt getrunken, sondern für 3 bis 5 Minuten im Mundraum behalten, um eine Aufnahme über die Mundschleimhaut zu gewährleisten.

Für die zweite Säule wählte ich Bockshornklee oder besser Bockshornkleesamen, die die körpereigene Produktion unterstützen sollen. Eine appetitanregende Wirkung, wie sie Bockshornklee ebenfalls nachgesagt wird, verspürte ich im Übrigen nicht.

Als Drittes fügte ich Brennnesselextrakt in meinen Stack ein. Dieses ist in erster Linie als pflanzliches Mittel für die Prostata bekannt, soll aber auch die Bindung von Testosteron an SHBG verringern und damit den Anteil von freiem Testosteron verbessern.

Bereits nach kurzer Zeit nahm ich deutliche Verbesserungen der Libido war und fühlte mich auch wieder frischer. Subjektiv hätte ich bereits von einer positiven Wirkung gesprochen. Objektiv hatte ich diesmal ein paar Referenzwerte.

Dazu sollte ich betonen, dass ansonsten tatsächlich alles unverändert blieb. Ich hatte weiterhin im Wochenschnitt gleichbleibend viel Schlaf, hatte weiterhin ein Wochendefizit von 2.100 kcal, meine Makronährstoffverteilung, die Nahrungsmittelauswahl und meine Supplementzufuhr blieben allesamt gleich. Das Training war unverändert, und auch beruflich hatte sich in diesem Zeitraum nichts getan. Soweit ich es beurteilen kann, war der tatsächlich einzige Unterschied die Zufuhr der drei pflanzlichen Stoffe.

Ich möchte behaupten, meine n=1-Studie hatte damit eine größere Reliabilität als die meisten Untersuchungen, die im Internet zitiert werden.

Wie war also das objektive Ergebnis? Ich nahm erneut die Speichelprobe morgens gegen 8 Uhr vor, wie bereits bei den ersten beiden Durchläufen, um auch hier mögliche Beeinflussungen zu vermeiden. Ein paar Tage später dann das Ergebnis per Post: 48 pg/ml. Ich befand mich mitten im Normbereich und deutlich über dem Januar-Wert.

Wie schon einmal beschrieben, soll dieser Erfahrungsbericht kein Aufruf zum exzessiven Konsum pflanzlicher Extrakte sein, während man radikale Diäten führt. Im Gegenteil wäre mein bevorzugtes Vorgehen, wenn kein Termin angestanden hätte, wohl immer noch der Erhalt gewesen bzw. das Absehen vom Defizit.

Da ich meine milde Diät aber fortsetzte, gelang mir optisch tatsächlich nochmals ein sichtbarer Sprung. Das Gewicht sank noch einmal ein wenig, und Einschnitte in den Beinen sowie Streifen im Trizeps machten sich bemerkbar. Rückblickend bin ich froh, das Experiment gewagt zu haben, und noch mehr, tatsächlich bereits im Januar meine Werte bestimmt zu haben, noch bevor es spürbare Veränderungen gab. Manchmal ist man zu faul oder zu sparsam für den einen oder anderen Test. Letztendlich können rechtzeitige Ergebnisse aber für das Verständnis, was mit dem eigenen Körper passiert, unbezahlbar sein.

(Ab)Schluss

Damit sind wir am Ende dieser kleinen Ausarbeitung zur Ernährung für Kraftsportler und dem Intermittent-Fasting-Konzept angelangt. Da die Erfahrung gezeigt hat, dass viele Trainierende Schwierigkeiten bei der Planung der Speedweek haben, schließen wir mit einigen ganz praktisch umsetzbaren Beispieltagen. Zusätzlich sind im kleinen FAQ noch einmal typische Fragen zusammengefasst, die im Zusammenhang mit Intermittent Fasting immer wieder aufkommen.

Literatur ja, Studien nein

Der eine oder andere Leser wird vielleicht ein Sammelsurium an Studien vermissen, mit denen die hier gebotenen Informationen (knallhart) untermauert werden. Warum gibt es das nicht oder warum wurden die hinten aufgeführten Quellen nicht im Text zitiert?

Zum einen ist der Großteil der hier aufgeführten Informationen als grundlegend zu bezeichnen und die Textsammlung keine wissenschaftliche Arbeit, deren Anspruch es ist, zitierfähig zu sein. Wer an weiterführenden Informationen interessiert ist, kann guten Gewissens zu den angebotenen Buchempfehlungen greifen. Warum aber keine Studien? Das Zitieren von Studien hat in letzter Zeit auch bei Texten für den breiten Markt deutlich zugenommen. Studien wirken auf einen Großteil der Leser wie ein Qualitätssiegel. Schließlich werden da ja neueste Erkenntnisse aus der Wissenschaft zitiert. Nun ja …

Viele Studien sind oftmals an der Zielgruppe *sportlich aktiver Menschen* vorbeidesigned und/oder „glänzen" mit „Erkenntnissen", die aus einer Handvoll Probanden geschlussfolgert wurden. Oder Tieren. Zum Beispiel Mehlwürmern. Und wenn es noch unkomplizierter sein soll, werden die Hefezelle oder die Petrischale hervorgeholt.

Das hat zum Teil mit Ethik, zum Teil mit Wirtschaftlichkeit und zum Teil mit bewusster Simplifizierung der Forscher zu tun. Eine Hefezelle erlaubt direktere Beobachtungen als der komplexe menschliche Körper, wenn es um einzelne, komplizierte Prozesse geht; genauso wie eine Maus kürzere Lebenszyklen aufweist als ein Mensch (der sich zudem auch noch weigert, die Zeit für die Studien zur völligen Ausschließung sonstiger umweltbedingter Einflussfaktoren im Laborkäfig zu verbringen), sodass hier schneller bestimmte Abläufe untersucht werden können. Sind Tierstudien denn angesichts dessen 1:1 auf den Menschen übertragbar? Natürlich nicht. Und niemand weiß, was genau wie und in welchem Verhältnis gilt.

Während noch vor gut einem Jahrzehnt die allgemeine Annahme herrschte, die Mäuse-DNA wäre mit der des Menschen zu 99 % identisch, musste diese Zahl nach neuesten Erkenntnissen deutlich unter die des Schweins korrigiert werden.

In der Praxis führt das zu unterschiedlicher Geruchswahrnehmung, Gehirnleistung, Tumorentwicklung ..., aber auch sportspezifische Aspekte, wie eine komplett unterschiedliche Muskelfaserverteilung (und damit ein unterschiedlicher Stoffwechsel der arbeitenden Muskulatur) sind weit weniger vergleichbar, als lange Zeit vermutet.

Und selbst unter uns Menschen ist die Variation unglaublich groß. Sogenannte *Single Nucleotide Polymorphismus* (SNPs), von denen mehr als eine Variante in unserem Erbgut vorhanden sind, können beispielsweise für einen individuellen Mehrbedarf an Vitamin C, D, K oder auch Folsäure sorgen.

Von Überwachung des Studiendesigns wollen wir dabei gar nicht erst sprechen, ebenso wenig von der Auswahl der „repräsentativen“ Studienteilnehmer. Insbesondere (extrem) fettleibige Menschen sind äußerst beliebte Probanden. Aus einem schlichten Grund: Viele Studien werden mithilfe von Krankenkassen oder Medikamentenherstellern finanziert und diese Geldgeber interessieren sich weniger für einen Zentimeter mehr Bizeps, jedoch sehr wohl dafür, wie ein Bauchumfang von mehr als 100 Zentimeter verhindert werden kann. Ergebnisse solcher Studien sind für eine sportlich aktive Leserschaft immer kritisch zu betrachten. Wer sich dafür tatsächlich tiefer gehend interessiert, dem empfehle ich:

- in Zukunft zitierte Studien auch tatsächlich einmal zu recherchieren. Je „einzigartiger“ (Ja, diese Steigerung gibt es nicht ...) die jeweilige Aussage ist, desto kritischer sollte das Design betrachtet werden.
- etwas Einführendes zur Wissenschaftsforschung zu lesen. Peter Weingart oder Martin Carrier sind Koryphäen auf diesem Gebiet. Oder der Klassiker von Thomas Kuhn „Die Struktur wissenschaftlicher Revolutionen“. – Achtung: kann das (naturwissenschaftliche) Weltbild des einen oder anderen ins Schwanken bringen – Anwendung auf eigene Gefahr!
- in Zukunft zu schauen, wer der Urheber eines Textes ist und was seine

Motivation gewesen sein könnte. Hierzu als einführendes Buch sicherlich nett zu lesen: „Die verrückte Geschichte der Diät" von Anja Dostert.

Wie dem auch sei. Es gibt eine Reihe an Gründen, aus denen ich mich bewusst gegen das Zitieren von Studien entschieden habe. Körperveränderung beruht letztendlich immer auf vier Säulen:

- **bewusstes und maßvolles Essen**
- **(körperliche) Aktivität**
- **genügend (guter) Schlaf**
- **minimaler Stress**

Wer hier noch Baustellen findet, sollte sich zunächst erst einmal darüber Gedanken machen, bevor er über weitere Optimierung auf Erkenntnissen von Studie XY basierend grübelt. In diesem Sinne: Bleib neugierig (und kritisch)!

Typische Fragen im Zusammenhang mit IF

Zum Abschluss sollen noch einmal typische Fragen, die immer wieder im Zusammenhang mit Intermittent Fasting auftauchen, genauer betrachtet und beantwortet werden.

Sind zuckerfreie Kaugummis erlaubt?

Der Blick auf die Verpackung (zuckerfreier) Kaugummis zeigt, dass auch diese eine gewisse Menge an Kalorien besitzen. Dies ist darin begründet, dass zum einen die Kaugummimasse selbst chemisch betrachtet aus Kohlenstoffgerüsten besteht, die zum Teil verstoffwechselt werden können, und zum anderen Zucker bzw. Zuckeralkohole beim Kaugummi den gewünschten Geschmack erzeugen.

Wie also mit Kaugummis umgehen? Einführend wurde erläutert, dass eine Pause bei der Nahrungsaufnahme vielerlei Vorteile mit sich bringt. Streng genommen würde diese mit dem Kauen eines Kaugummis unterbrochen werden.

An dieser Stelle verweise ich jedoch wieder auf die Unverhältnismäßigkeit solch kleinlicher Beschränkungen. Zuckerfreie Kaugummis müssen weder für die Kalorienbilanz noch den Fastenzeitraum berücksichtigt werden. Der potentielle Insulinanstieg durch minimale Zucker- oder Zuckeralkoholmengen ist vernachlässigbar.

Darüber hinaus sorgt das Kauen für einen erhöhten Speichelfluss, der wiederum positiven Einfluss auf das Sättigungsgefühl ausüben kann. Kaugummis sind also erlaubt.

Welche Getränke sind erlaubt?

Ungesüßter Kräutertee sowie grüner Tee sind genauso erlaubt wie schwarzer Kaffee in Maßen oder die Light-Versionen von Softdrinks. Und ja, ich weiß, welche Diskussionen die letzte Aussage hervorzurufen imstande ist. Laut aktuellem Kenntnisstand geht von dem Süßungsmittel Aspartam keine Gefahr aus, solange nicht hunderte Liter Cola Light jeden Tag über Monate hinweg konsumiert werden.

Über Aspartam wird viel gefährliches Halbwissen verbreitet, das an dieser Stelle nicht weiter thematisiert werden soll. Wer – aus welchen Gründen auch immer – Bedenken hat, greift eben lediglich zu Wasser oder den genannten Teesorten. Vorsicht gilt dagegen bei diversen Aroma-Tees, die zum Teil selbst in den Beutelvarianten erhebliche Zuckerzusätze haben. – Ein Blick auf die Nährwertangaben schafft hier Sicherheit.

Schwarzer Kaffee enthält, ähnlich wie Kräutertee, minimal Kalorien, die jedoch vernachlässigt werden können. Beim Heben der Tasse werden diese quasi bereits wieder verbraucht.

Sind Süßstoffe erlaubt?

Süßstoffe im Kaffee oder Tee stellen kein Problem dar. Die oftmals herangezogene Behauptung des möglichen Insulinpeaks gehört in die Märchenkiste – anders kann dies tatsächlich nicht gesagt werden.

Wie wir bereits lernten, dient Insulin dazu, die Blutzuckerspiegel stabil zu halten, und wird entsprechend durch die Bauchspeicheldrüse produziert. Dies hat jedoch nichts mit Reaktionen unserer Geschmacksknospen auf der Zunge zu tun. Andernfalls würden gesalzene Gummibärchen zwar komisch schmecken, aber keine Insulinreaktion nach sich ziehen und gleichzeitig zur Hyperglykämie führen, da der Blutzuckerspiegel unkontrolliert ansteigen würde. Das passiert genauso wenig, wie wir vom Trinken von Cola Light unterzuckern.

Süßstoffe stellen also im Rahmen der Fastenphase kein Problem dar, wobei diese im Einzelfall Einfluss auf die Darmbakterienkultur haben können, sodass auch hier zur Mäßigung geraten wird. – Eine Flasche Cola Light ist in der Regel okay, eine halbe Packung Süßstoff in der Kanne Kaffee kann dagegen auf Dauer weniger sinnvoll sein.

Was ist mit Bulletproof Coffee?

Vor allem im Internet und in der CrossFit- und Paleo-Szene erfreute sich der Bulletproof Coffee zeitweise einer enormen Beliebtheit, in der Hoffnung, den heiligen Gral der Fettverbrennung gefunden zu haben. Der Bulletproof Coffee („Kugelsicherer Kaffee“) besteht (strenggenommen) aus einer speziellen Biokaffeesorte, die besonders frei von Schimmelpilzen sein soll, Kokosfett sowie Butter von grasgefütterten Rindern.

Warum das Ganze? Der Bulletproof Coffee ist Teil der von Dave Asprey entwickelten *Bulletproof Diet*, einer Ernährungsform, die Fasten mit einer High-Fat-Ernährung kombiniert (wobei auch Modifizierungen ohne Fasten existieren). Kohlenhydrate sind entsprechend sehr niedrig angesetzt, aber auch Protein wird im Gegensatz zu den meisten anderen Low-Carb-Diäten eher gemäßigt zugeführt (der vorgebildete Leser merkt an dieser Stelle, dass sich die Bulletproof Diet eher weniger gut mit dem Kraftsport verträgt – wenn es denn überhaupt irgendeine Bevölkerungsgruppe gibt, die das Protein in der Diätphase guten Gewissens herunterschrauben könnte).

Das Gesamtkonzept ist natürlich differenzierter und stark auf antiallergene Lebensmittel ausgelegt, was auch Aspreys Biografie zu schulden ist. Er selbst litt aufgrund jahrelangen Bewegungsmangels und gleichzeitigen

Kalorienüberschusses an enormem Übergewicht und damit verbunden diversen körperlichen Problemen.

Die schimmelpilzverseuchte Wohnung, in der er als junger Erwachsener hauste, tat seinen Rest, sodass Asprey die ganz radikale Umstellung predigt, vergleichbar mit dem trockenen Alkoholiker, der den Alkohol verteufelt (bzw. verteufeln muss) und zu leicht verkennt, dass die Menge das Gift macht. Wer sich für das Thema interessiert, sollte in das schon angesprochene Buch „Die verrückte Geschichte der Diät" einen Blick werfen.

Im Rahmen seiner Diät empfiehlt Asprey als erste „Mahlzeit" des Tages die genannte Kaffeekombination. Wir lernten im Rahmen des Buches bereits das Prinzip der Ketose und die verschiedenen Hungerphasen kennen. Bei entsprechender Ernährungsumstellung ist es tatsächlich so, dass Fett vermehrt zur Energiegewinnung heranzogen wird.

Der Bulletproof Coffee stellt genau das dar: ein Low-Carb-Getränk, das Koffein (siehe dazu die nächste Frage) und Fett liefert. Vor allem im Kokosfett sind vermehrt sogenannte MCT-Fette (Medium-Chain Triglycerides) enthalten. Diese Fettsäuren mittlerer Länge bzw. Molekülgröße werden vom Körper nicht gespeichert, sondern sofort zur Energiegewinnung herangezogen.

Wir hatten jedoch bereits gelernt, dass es unserem Körper nach einigen Stunden des Fastens nach wie vor gut geht und Energiereserven zur Genüge vorhanden sind. Entscheidend ist schlussendlich immer noch die Kalorienbilanz, die durch das Trinken von Kokosfett und Butter nicht unbedingt in die Regionen geschoben wird, die wir uns in der Diät wünschen würden. Dass vielmehr eine High-Protein-Mahlzeit als Fastenbrecher vorteilhaft ist, wurde ebenfalls bereits mehrfach betont.

Wer also ernsthaft weiterhin einen Bulletproof Coffee in Betracht zieht, sollte sich zumindest die Mühe machen, Aspreys Ideen zu verstehen und das Gesamtkonzept zu erfassen. Insgesamt gilt für uns: kein Bulletproof Coffee im Fastenfenster oder als erste Mahlzeit.

Was ist mit Koffein in der Fastenphase zur besseren Fettverbrennung?

Die wachmachende Wirkung von Koffein beruht – unter anderem – auf der Hemmung von Adenosin, einem Hormon, das für Entspannung im menschlichen Körper sorgt. Wie stark Koffein Adenosin hemmt, kann bei jedem Menschen sehr individuell ausfallen, was jeder sicherlich bereits im Alltag festgestellt haben wird. Was die Dosierung betrifft, ist dies abhängig von der Gewöhnung an Koffein sowie vom jeweiligen Einsatzziel. Während für die Unterstützung des Fettstoffwechsels bereits 200 mg ausreichend sind, werden 250 bis zu 500 mg als sichere Dosis angesehen, wenn es um die wachmachende Wirkung für die anstehende Trainingseinheit geht.

Diese wird durch eine Gewöhnung an Koffein auch nicht abgeschwächt! Was hingegen mit regelmäßigem Koffeinkonsum absinkt, ist die pushende Wirkung aufgrund des Adrenalins, das ebenfalls durch Koffein stimuliert wird.

Koffein kann also in Form von Kaffee (noch mal zur Erinnerung: ohne Milch und Zucker im Fastenfenster!) oder auch als Supplement bedenkenlos genutzt werden, wobei die individuelle Empfindlichkeit berücksichtigt werden sollte. Bereits 200 mg können für den Anfang mehr als ausreichend sein.

Sind Nüsse oder andere kleine Snacks in der Fastenphase erlaubt?

Auch wenn Hofmekler (der Urheber der erwähnten Warrior Diet) hier eine andere Definition anführt, stellt das Snacken von kleineren Mengen Nahrungsmitteln einen unnötigen Verstoß gegen das Fasten dar. Es öffnet kleinen Schummeleien Tür und Tor und allzu schnell tritt eine „Jetzt ist es auch egal"-Haltung ein. Für das Fasten wie das Leben sollte gelten: keine halben Sachen machen!

Wie sieht es mit vegetarischer und veganer Ernährung aus?

Generell ist jede spezielle Ernährungsphilosophie Erfolg versprechend, solange diese mit den hier dargestellten Vorgaben vereinbar ist. Entsprechend spricht nichts gegen eine vegetarische Ernährung. Eine dauerhaft vegane Ernährung, die aus ethischen Gründen umgesetzt wird, bedarf dagegen erhöhter Planung und muss im Einzelfall physiologisch umsetzbar sein.

In diesem Fall müsste in der Speedweek anstatt Fisch oder Fleisch vor allem auf fettarmen Hüttenkäse, Proteinpulver und Eiklar bzw. für Veganer auf Shakes zurückgegriffen werden. Das macht die Umsetzung nicht einfacher, ist aber ohne Abstriche in puncto Erfolg möglich.

Sollte ich Supplemente nutzen?

Generell sind Nahrungsergänzungsmittel (NEM) gemäß Nahrungsmittelverordnung auch „nur" Lebensmittel, die jedoch bestimmte Nährstoffe in konzentrierter Form bieten. Der Markt ist zum Teil für den Laien sehr unübersichtlich und immer neue Produkte scheinen die immer besseren Heilsbringer zu sein. Alexandra Schenk hat in ihrem sehr empfehlenswerten Grundlagenwerk „Ernährung im Top-

Sport“ folgende Checkliste aufgeführt, anhand derer die Sinnhaftigkeit eines Supplements für den eigenen Fall beurteilt werden kann:

1.	Verspricht das NEM eine schnelle Verbesserung der Leistungsfähigkeit oder Gesundheit?
2.	Enthält es irgendeine(n) geheime(n) oder magische(n) Inhaltsstoff/Zusammensetzung?
3.	Basiert die Vermarktung hauptsächlich auf Anekdoten, Fallgeschichten, Zeugenaussagen?
4.	Werden Starathleten oder populäre Persönlichkeiten in die Werbung einbezogen?
5.	Wird eine simple Wahrheit über einen Nährstoff in Bezug auf die Leistung oder Gesundheit übertrieben dargestellt?
6.	Muss die Integrität des wissenschaftlichen und medizinischen Establishments infrage gestellt werden?
7.	Wird das NEM in Sport- oder Gesundheitszeitschriften beworben, deren Herausgeber solche Produkte auch verkaufen?
8.	Wird das NEM von derjenigen Person, die es empfiehlt, auch verkauft?
9.	Werden als Belege für die Behauptungen Ergebnisse einer einzelnen Studie oder wird schlecht kontrollierte Forschung herangezogen?
10.	Ist das Produkt teuer, vor allem im Vergleich zu den Kosten für gleichwertige Nährstoffe in Lebensmitteln des üblichen Verzehrs?
11.	Gibt es für eine kürzlich gemachte Entdeckung keine einzige andere Quelle?
12.	Sind die Claims (Behauptungen) zu schön, um wahr zu sein? Verspricht das NEM das Unmögliche?

Sobald auch nur eine Frage mit „Ja“ beantwortet werden kann, ist laut Schenk Skepsis angebracht; sicherlich eine gute Vorgehensweise, bevor Geld in falsche Hoffnungen investiert wird. Generell gilt: NEMs sind keine Wundermittel und können nicht mehr leisten, als Mängel temporär auszugleichen oder Nährstoffe gezielt zu einem bestimmten Zeitpunkt zu konsumieren.

Mikronährstoffe und essentielle Aminosäuren in Form von BCAAs, wenn man diese unbedingt nutzen möchte, können im Rahmen der Fastenphase zugeführt werden.

Was ist, wenn ich im Schichtdienst arbeite?

Eine häufige Frage, die im Zusammenhang mit Intermittent-Fasting-Konzepten gestellt wird, ist die Umsetzung für Schichtdienstler. Mein Vorschlag: ein Essensfenster, das irgendwann zwischen zwölf und 18 Uhr öffnet und dann entsprechend um maximal zwei Uhr nachts schließt, unabhängig von Schichtbeginn und -ende.

Wer auch noch nach einigen Tagen in der Schicht-IF-Kombination mit argen Problemen kämpft, sollte seine gesamte Konstitution und seinen Alltag reflektieren (ich war selbst einige Jahre im Wechselschichtdienst tätig und gebe hier keine leeren Durchhalteparolen aus der Vogelperspektive von mir).

Ein möglicherweise entscheidendes Stichwort ist hier die Mitochondriengesundheit, wobei weitere Ausführungen hier den Rahmen deutlich sprengen würden. Bei weiterreichendem Interesse empfehle ich das Werk „Mitochondrien – Symptome, Diagnose und Therapie“ von Bodo Kuklinski. Im Rahmen des Kalorien-Cycling besteht außerdem die Möglichkeit, Mahlzeiten in Abhängigkeit von den Arbeitszeiten mal größer oder kleiner zu gestalten oder Kalorien, die an einigen Tagen eingespart werden, später zu sich zu nehmen.

Kann ich IF 2.0 mit Carb Back Loading (CBL) kombinieren?

Carb Back Loading oder kurz CBL stellt ein beliebtes Konzept des Autors John Kiefer dar. Es lässt sich prinzipiell in einem Satz zusammenfassen: Iss deine Kohlenhydrate erst, nachdem du körperlich aktiv warst – das ist also nichts anderes, als das hier bereits Empfohlene.

Anders jedoch als Kiefer, der zum Teil vor allem im PWO-Shake zu extremen Kohlenhydratmengen rät, sollten wir beachten, dass das Training keinen generellen Freifahrtschein für unkontrollierten Konsum von Kohlenhydraten (egal welcher Form) darstellt. Die Menge sollte immer leistungsbezogen gewählt werden und im Zweifelsfall lieber moderater als zu hoch ausfallen.

Warum hast du keine Beispieltage aufgeführt?

Auch wenn die Antwort einigen Lesern offensichtlich erscheinen könnte, wurde diese Frage dennoch immer wieder gestellt. Daher vielleicht noch einmal zur Erläuterung: Der Grundgedanke dieses Buches ist es, von einengenden Ernährungsplänen wegzukommen, in denen jeden Tag dasselbe gegessen wird. Wie kann das Ganze also sinnvoll umgesetzt werden? Die folgende Liste soll noch einmal helfen:

- Schritt 1: Ermittle deinen Kalorienbedarf sowie deine Makrogrenzen nach den Vorgaben in diesem Buch.
- Schritt 2: Stell dir einen Sockel zusammen, der eine gute Basis darstellt und dir schmeckt, oder nimm den in diesem Buch vorgeschlagenen Sockel. Ziehe diese Nährwerte von den Werten aus Schritt 1 ab. Beispiel:

	Kalorien	P in Gramm	F in Gramm	KH in Gramm
Schritt 1	2.500	mindestens 120	mindestens 80	höchstens 200
Schritt 2: Sockel aus zusammengestellten Lebensmitteln, die jeden Tag gegessen werden (hier Beispielsockel von Seite 44)	872	69	44	44
Schritt 3	1.628	mindestens 51	mindestens 36	höchstens 156

Das bedeutet, abzüglich des Sockels wären in diesem Beispiel täglich IM WÖCHENTLICHEN DURCHSCHNITT noch 1.628 kcal zu essen, die sich aus höchstens 156 g KH, mindestens 51 g Protein und mindestens 36 g Fett zusammensetzen. Protein und Fett dürfen entsprechend im Rahmen der Kalorienmenge auch mehr zugeführt werden.

- Schritt 3: Erstelle dir eine Excel-Tabelle, in der du die täglichen Kalorien und Makros aus Schritt 3 einträgst. Rechne die Werte mal sieben. Dies entspricht deinen Wochenzielen.

	Kalorien	P in Gramm	F in Gramm	KH in Gramm
Schritt 3	1.628	mindestens 51	mindestens 36	höchstens 156
Wochenziel	11.396	mindestens 357	mindestens 252	höchstens 1.092

Iss nun nach den Vorgaben in diesem Buch nach Hunger und Appetit und tracke natürlich ALLES, was du isst. Hierfür eignen sich Apps, wie FDDB oder MyPal. Ausnahme ist nur der Sockel, der bereits abgezogen wurde und täglich gegessen wird.

Trage die täglichen Werte in deine Tabelle ein. Wenn du an manchen Tagen mehr Kalorien zu dir nimmst, musst du an anderen Tagen weniger essen. Genauso muss natürlich am Ende des Tages nicht gestopft werden, wenn du satt bist.

Das Ziel sollte es sein, die Kalorienvorgabe am Ende der Woche +/-250 kcal zu erreichen und die Höchst- und Mindestwerte einzuhalten. Iss Gemüse, wie im Buch vorgeschlagen, halte dich möglichst häufig an die Lebensmittelliste, aber genieße auch bewusst Dinge, die nicht dort aufgelistet sind; wenn es deine Nährwertvorgaben erlauben, gern auch täglich. **Niemand kann jetzt schon sagen, worauf er in fünf Tagen Appetit hat. Es gibt also keinen Grund, dies mithilfe von Plänen bereits zwanghaft vorzuschreiben.** Alles – auch das Gemüse – wird berechnet, wenn man die Kalorien zählen will.

Was ist mit Zuckeraustauschstoffen?

Neben Süßstoffen, wie Aspartam oder Saccharin, die praktisch keine Kalorien liefern und auch keinen Einfluss auf den Insulinspiegel nehmen, werden in der Nahrungsmittelindustrie inzwischen vermehrt Zuckeraustauschstoffe genutzt, wobei vor allem Zuckeralkohole hier von Bedeutung sind. Diese werden in amerikanischen Rechensystemen nicht als „Netto-Kohlenhydrate" berechnet, sodass entsprechend geringe Kohlenhydratangaben auf Low-Carb-Riegeln aufgeführt werden.

Das ändert jedoch nichts daran, dass auch Isomalt, Lactit, Sorbit, Xylit und Co. zum einen Kalorien liefern (in der Regel zwischen 2 und 3 kcal je Gramm) und zum Teil einen geringen Einfluss auf den Insulinspiegel haben können, was uns wiederum weniger interessiert.

Unterm Strich heißt das, dass diese Austauschstoffe während des Fastenfensters nicht erlaubt sind, in der Kalorienbilanz berücksichtigt werden müssen und bei der Verteilung der Nährstoffe wie Kohlenhydrate (mit weniger Kalorien) behandelt werden können, das bedeutet also, vom gesetzten Kohlenhydratlimit abgezogen werden. Darüber hinaus sollte man beachten, dass (übermäßig konsumierte) Zuckeralkohole die gleichen Folgeerscheinungen wie FODMAPs erzeugen können.

Welche Supplemente nutzt du selbst?

Wie ich bereits sagte, möchte ich mit diesem Buch keine Bedürfnisse zum übermäßigen Supplemente-Konsum wecken. Dennoch werde ich immer wieder danach gefragt, was ich selbst nutzen würde. Schon seit geraumer Zeit umfassen meine täglichen Nahrungsergänzungsmittel:

- Whey (verschiedene Geschmäcker für Porridge und den PWO-Shake)
- ca. fünf Gramm Creatin-Monohydrat
- hoch dosierte Multivitamintablette
- ZMA (Zink-Magnesium-B6-Kombipräparat)
- 200 µg Iod
- 125 µg Vitamin D3 (entspricht 5.000 IE) sowie ca. die gleiche Menge Vitamin K2
- Fischöl (so viel, dass 1,5 Gramm EPA/DHA eingenommen werden)

Beim Fischöl gibt es verschiedene Produkte auf dem Markt. Die „5-Gramm-Fischöl-Regel“ bezieht sich auf normale Produkte mit 30 % EPA und DHA. Inzwischen gibt es aber auch höher dosierte Produkte, bei denen entsprechend weniger Kapseln eingenommen werden müssten.

Was das Multivitaminpräparat betrifft, gibt es ebenfalls verschiedene Anbieter, zu denen man greifen könnte. Bestimmte Produktnamen nenne ich an dieser Stelle bewusst nicht.

Kann ich mit Intermittent Fasting 2.0 eine Topform erreichen?

Definitiv! Ich selbst wende das Konzept nicht nur selbst bereits seit langer Zeit an und nutzte es (in anfangs abgewandelter Form) bei hunderten Männern und Frauen, sondern bereitete beispielsweise Helene Fiedler im Herbst 2016 für die Bikini-Klasse des DBFV vor. Helene wurde Gesamtsiegerin der Internationalen Deutschen Meisterschaft und ist nur eines von vielen positiven Beispielen.

Wichtig ist unterm Strich aber, Geduld zu haben! Der erhöhte Körperfettanteil entstand nicht von heute auf morgen, sodass die Reduktion ebenso mit Geduld angegangen werden sollte. Darüber hinaus spielt die Mitochondriengesundheit eine enorm wichtige Rolle, die bei vielen Menschen mit zu hohem Körperfettanteil nicht mehr gegeben ist.

Man sollte sich bewusstmachen, dass die ersten vier bis sechs Wochen des Fastens vor allem der Verbesserung der angesprochenen Mitochondriengesundheit dienen. Wenn diese optimiert wurde, dauert es in Einzelfällen weitere zwei bis drei Monate, bis Stoffwechselprozesse in gesundem Rahmen verlaufen. Das bedeutet nicht, dass der Fettverlust so lange auf sich warten lassen wird, sondern dass es sich lohnt, beständig über eine längere Zeit an seinem Lifestyle zu arbeiten. Ziel sollte es nicht sein, für eine kurze Bestform danach wieder in alte Muster zu verfallen, sondern beständig an seiner Form zu arbeiten, um mittel- und langfristig nicht nur optische Ziele zu erreichen, sondern vor allem auch gesundheitliche Verbesserungen zu ermöglichen.

Intermittent Fasting 2.0 kann also nicht nur zur Topform führen, sondern vor allem langfristig spürbare gesundheitliche Verbesserungen mit sich bringen, immer vorausgesetzt, dass die anderen Grundpfeiler – Training bzw. Bewegung und Lifestyle – ebenfalls an den eigenen Zielen ausgerichtet werden. Die beste Ernährung der Welt wird Schlafmangel, dauerhaften Stress und Unzufriedenheit oder mangelnde Bewegung nicht ausgleichen können.

Wie soll die PWO-Ernährung sein, wenn das Training im Fastenfenster endet?

Generell sieht das Konzept Intermittent Fasting 2.0 keine starren Zeitfenster (außer in der Eingewöhnungsphase) vor. Das Fastenfenster soll also mit dem vielfach angesprochenen „gesunden Hungergefühl" enden. Das ist als natürliche Reaktion ein guter Hinweis darauf, dass die Speicher unserer Leber langsam (nachdem sie über Nacht schon den Blutzucker stabil hielten) leerer wurden. Gleichzeitig waren wir selbst hoffentlich bereits zumindest ein wenig aktiv, sodass ab jetzt zugeführte Nahrung nicht nur die Fettspeicher füllt, sondern für die Kohlenhydrate in Leber (und zum Teil Muskulatur) Platz ist. Darüber hinaus muss Insulin nicht gegen den morgens natürlich erhöhten Cortisolspiegel „ankämpfen".

Wenn wir (intensiv) trainierten, haben wir aktiv die Speicher der Muskulatur zum Teil geleert. Gleichzeitig regt eine ausreichend intensive Belastung die Muskelproteinsynthese für die nächsten Stunden an.

Wie im Rahmen der PWO-Ernährung erklärt, macht es daher Sinn (auch in der Eingewöhnungsphase) nach dem Training zu essen, sobald der gesunde Hunger eintritt. Das ist ein Zeichen dafür, dass der Körper wieder zu seinem Normalzustand zurückkehrte, die Blutversorgung der Verdauungsorgane langsam wieder normalisiert ist und zugeführte Nahrung kann zum einen die zum Teil geleerten Kohlenhydratspeicher füllen und zum anderen die Regeneration (und den Muskelaufbau) unterstützen.

Das bedeutet natürlich nicht, dass man übermäßig viele oder übermäßig komplizierte PWO-Shakes trinken müsste. Im Buch wurde bereits eine relativ optimale Lösung vorgestellt, wobei es natürlich feste Nahrung im Rahmen der zur Verfügung stehenden Makronährstoffe sein darf.

Soll ich BCAAs während der Fastenzeit nehmen?

Wie im Buch erläutert, ist das nicht notwendig. Wenn es dir für die Psyche und das Wohlbefinden allerdings hilft, wären zehn Gramm BCAAs während des Fastenfensters, wie Berkhan es vorschlägt, in Ordnung.

Was ist, wenn ich morgens trainiere?

Dann öffnet sich das Essensfenster, sobald dein Hunger einsetzt. Lediglich in der Eingewöhnungsphase würde ich vorgeschlagene Zeitfenster einhalten und nach dem Training 30 Gramm Whey in Wasser außerhalb des Essensfensters empfehlen. Ansonsten gilt aber: Training öffnet das Essensfenster, wie im Buch beschrieben.

Kann ich IF auch im „Aufbau" umsetzen?

Wie bereits dargestellt, bin ich kein großer Freund der „Bodybuilding-Jahreszeiten". Wenn die Frage aber lautet, ob man mit IF Muskelmasse aufbauen kann, so ist das zu bejahen. Der marginale potentielle Muskelabbau während der verlängerten Fastenphasen muss entsprechend nur durch Muskelaufbauphasen ausgeglichen werden. Und wie gelingt das? Durch entsprechend intensives Training und gezielte Nährstoffzufuhr nach den Trainingsphasen. Das ist unter anderem auch ein Grund, warum (nach einer anfänglichen Eingewöhnungsphase) im Anschluss an Trainingseinheiten das Essensfenster in diesem Konzept öffnet – unabhängig von der Uhrzeit.

Kann ich auch mehr als 200 Gramm Kohlenhydrate essen?

Generell ja. Die im Buch beschriebenen 200 Gramm stellen eine relative Low-Carb-Grenze dar. Je geringer der Körperfettanteil ist oder je höher die sportliche Aktivität, desto mehr Kohlenhydrate werden verbraucht und können entsprechend über die Nahrung zugeführt werden. Wer dagegen einen (sehr) hohen Körperfettanteil hat, hat oftmals auch eine verschlechterte Insulinsensitivität. Die Kohlenhydrate sollten also bedarfsgerecht zugeführt werden, wobei 200 Gramm eine gute Basis darstellen, auf die aufgebaut werden kann.

Ich bin müde und habe Kopfschmerzen, wenn ich faste

Viele Menschen nehmen in den ersten Tagen, wenn sie mit dem Fasten oder einer kohlenhydratreduzierten Diät beginnen, Kopfschmerzen und Müdigkeitserscheinungen wahr. Dies kann unterschiedliche Gründe haben. Oftmals ist der Fettstoffwechsel noch nicht optimal, was auch im Zusammenhang mit der bereits beschriebenen Mitochondriengesundheit zu sehen ist. In der Regel wird dies spätestens nach zwei Wochen vollkommen verschwinden, meist bereits nach ein paar Tagen. Bis dahin sollte man auf seine Flüssigkeitszufuhr achten.

Darüber hinaus kann es in dieser ersten Phase Sinn machen, BCAAs während des Fastens zu nehmen, wenn man spürbar müde ist. Der Grund kann in einem erhöhten BCAAs-Verbrauch liegen. Auch wenn die Menge sich in Grenzen hält und die zur Energiegewinnung herangezogenen BCAAs nicht aus der Muskulatur abgebaut werden, kann dieser Prozess Folgen für den Körper haben. BCAAs konkurrieren mit der Aminosäure Tryptophan um die gleichen Transporter bei der Blut-Hirn-Schranke. Ist Tryptophan nun im Übergewicht, kommt es zu einer erhöhten Zufuhr und die schlaffördernde Wirkung von Tryptophan macht sich in Form von Müdigkeit bemerkbar.

Wie soll die erste Mahlzeit gestaltet werden?

Wie im Buch beschrieben, lautet meine Empfehlung proteinbetont und möglichst fett- und kohlenhydratarm. Generell sollte die Bedeutung der ersten Mahlzeit jedoch nicht überstrapaziert werden. Diese stellt bereits eine Optimierung dar, von der ich zwar überzeugt bin, die jedoch voraussetzt, dass die Basis entsprechend gestaltet ist. Wenn die erste Mahlzeit am Mittagstisch in der Kantine mit Kollegen stattfindet und man schief angeschaut wird, wenn man wochenlang die Sättigungsbeilagen verweigert, sollte man lieber eine reguläre erste Mahlzeit zu sich nehmen, anstatt Stress zu empfinden. Kalorienbilanz, Nährstoffverteilung und das Timing allgemein stellen deutlich wichtigere Punkte dar.

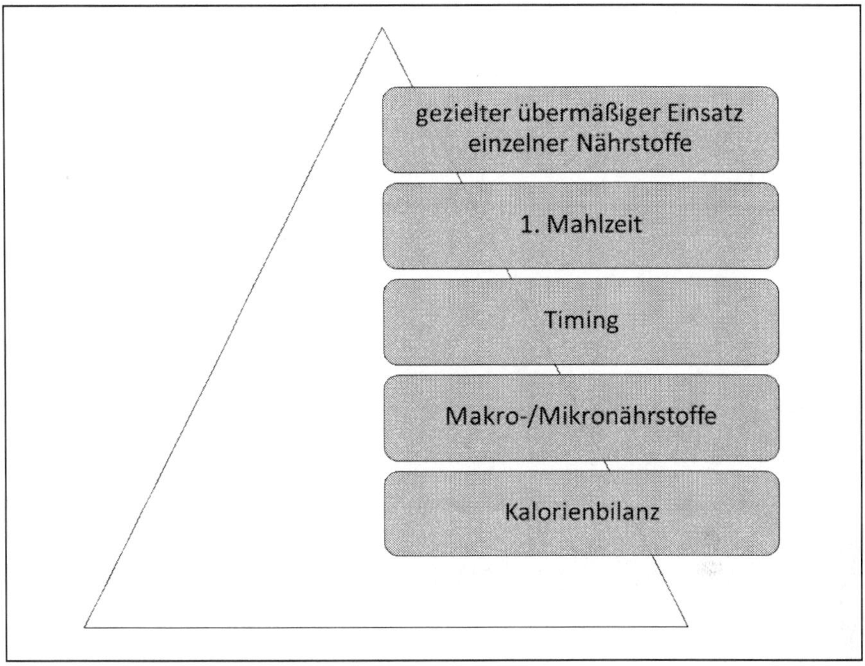
gezielter übermäßiger Einsatz einzelner Nährstoffe
1. Mahlzeit
Timing
Makro-/Mikronährstoffe
Kalorienbilanz

Beispieltage SPEEDWEEK

Zu jedem Speedweek-Tag gibt es zwei Eier, eine Gurke ODER 200 Gramm Tomaten und fünf Fischölkapseln. Diese werden nicht einzeln aufgeführt!

Die Nährwerte sind (zum Teil) sinnvoll gerundet. Lebensmittel unterliegen natürlichen Schwankungen, sodass dies nicht ins Gewicht fällt. Die verschiedenen Beispieltage sind darüber hinaus nur Vorschläge. Man kann sich selbstverständlich auch eigene Tage zusammenstellen oder jeden Tag in der Speedweek dasselbe essen. Öl ist außerhalb der Bonuskalorien nicht erlaubt. Gewürze jeder Form sind je nach Geschmack selbstverständlich unbegrenzt einsetzbar! Darüber hinaus liegen wir in den Beispieltagen oftmals leicht über den 150 Bonuskalorien. Diese dienen in erster Linie als Orientierung, sollten jedoch auch nicht übermäßig überschritten werden.

Lebensmittel, die in der Speedweek nicht berechnet werden müssen: Kleine Speedweek-Helfer, die nicht berechnet werden müssen, sind (zusätzlich zu zwei Eiern, Fischöl und Gurke/Tomaten):

- zuckerfreie Götterspeise (kann mit Süßstoff angefertigt werden)
- Shirataki-Nudeln (praktisch nur Ballaststoffe)
- Zero-Soßen: Diverse Hersteller bieten inzwischen vermeintliche Null-Kalorien-Produkte (Walden Farms) bzw. Soßen mit SEHR WENIG Kalorien an (gibt es inzwischen von verschiedensten Supplementfirmen), die vernachlässigt werden können, wenn nicht täglich eine Tube getrunken wird.

Insgesamt werden diese kleinen „Mogeleien“ zu knapp 200 zusätzlichen Kalorien (zum Sockel und den 150 Gramm Protein) führen, was aber noch im Sinne der Speedweek ist. Niemand muss eine Woche auf gekochtem Hühnchen herumkauen.

SPEEDWEEK I

- 400 Gramm Scholle
  (72 g P | 0 g KH | 8 g F)
- 20 Gramm Mehl
  (0 g P | 14 g KH | 0 g F)
- 340 Gramm Hähnchen
  (78 g P | 0 g KH | 3 g F)

Gesamt:
72 + 78 = 150 g P
14 g KH = 58 kcal
11 g F = 100 kcal

Die Scholle (aufgetaut) mit einem Ei (Sockel) und Mehl panieren und anschließend braten.

Das Hähnchen fettlos „braten“ (mit etwas Wasser statt Öl) und zusammen mit der Gurke oder den Tomaten (Sockel) essen. Dazu das zweite Ei.

SPEEDWEEK II

- 300 Gramm Thunfisch
  (80 g P | 0 g KH | 8 g F)
- 1 rote Zwiebel
  (0 g P | 4 g KH | 0 g F)
- BBQ-Soße (Nutriful/Body Attack)
- 200 Gramm Hüttenkäse 0,8 %
  (26 g P | 2 g KH | 2 g F)
- 190 Gramm Hähnchen
  (44 g P | 0 g KH | 1 g F)

Gesamt:
80 + 26 + 44 =150 g P
6 g KH = 54 kcal
11 g F = 99 kcal

Thunfisch zusammen mit der Zwiebel, 100 Gramm Tomaten und der (sehr kalorienarmen) BBQ-Soße von Nutriful oder Body Attack zu einem Salat mischen. Hähnchen wie an Tag I zubereiten und zusammen mit Hüttenkäse und den restlichen 100 Gramm Tomaten servieren.

SPEEDWEEK III

- 200 Gramm Rindergulasch
  (42 g P | 0 g KH | 8 g F)
- 200 Gramm gehackte Tomaten aus der Dose (Sockel)
  1 Packung Shirataki-Nudeln
- 120 Gramm Whey-Isolat Vanille
  (108 g P | 4 g KH | 1 g F)

Gesamt:
42 + 108 =150 g P
4 g KH = 17 kcal
9 g F = 82 kcal

Die Nudeln abwaschen (wie auf der Packung beschrieben) und anschließend in den Tomaten kochen. Mit etwas Wasser ergänzen und bei Bedarf mit Johannisbrotkernmehl andicken. Würzen nach Geschmack. Das Gulasch im Fleischwolf zu Hack verarbeiten (kann an der Theke erledigt werden, wenn man keinen eigenen Fleischwolf hat), braten und zu den Shirataki-Nudeln mit Tomaten geben.

Das Whey-Isolat mit Wasser trinken. Eier gekocht einzeln essen.

SPEEDWEEK IV

- 250 Gramm Garnelen
  (55 g P | 0 g KH | 4 g F)
- 360 Gramm Pangasius
  (68 g P | 0 g KH | 7 g F)
- 100 Gramm Zucchini
  (1 g P | 2 g KH | 0 g F)
- 1 rote Zwiebel
  (0 g P | 4 g KH | 0 g F)
- 200 Gramm Hüttenkäse 0,8%
  (26 g P | 2 g KH | 2 g F)

Gesamt:

55 + 68 + 1 + 26 =150 g P

8 g KH = 34 kcal

13 g F = 117 kcal

Pangasius im Ofen backen. Zucchini in Würfel schneiden und zusammen mit der Zwiebel in Wasser „anbraten". Dazu die Tomaten. Gemüse mit Fisch und Garnelen essen. Bei Bedarf „Garlic"-Soße (Nutriful/Body Attack).

Den Hüttenkäse zu den Eiern als Proteinsnack essen.

WEITERE REZEPTE: Süßes Protein-Only-Brot

- 200 Gramm Eiklar
- 30 Gramm Whey-Eiweißpulver (empfohlen: Schoko, Haselnuss, Vanille, lecker auch gemischt)
- Süßstoff
- 1 Msp. Backpulver

Gesamt:

- Protein: 70 Gramm
- Kohlenhydrate: vier Gramm
- Fett: vier Gramm

Eiklar mit Süßstoff in eine hohe Schüssel geben. Anschließend Whey mit Backpulver dazugeben und alles gut mit einem Handmixer mixen. Die Masse in eine kleine mikrowellengeeignete Form geben und dann für etwa sechs bis acht Minuten bei höchster Stufe in die Mikrowelle.

Das Ganze gut auskühlen lassen und daraus etwa –zwei bis drei dicke Scheiben „Brot" schneiden. Danach aus (zusätzlichem) Whey mit ein paar Tropfen Wasser eine Creme rühren und aufs Brot streichen.

WEITERE REZEPTE: Schokopudding mit Vanillesauce

Zutaten für den Pudding

- 30–40 Gramm Casein-Eiweißpulver (Schoko)
- optional 1 TL entöltes Kakaopulver
- 1 Päckchen Pulvergelatine
- Süßstoff

Zutaten für die Vanillesauce

- 20 Gramm Whey (Vanille)

Gesamt:

- Protein: 54 Gramm
- Kohlenhydrate: drei Gramm
- Fett: zwei Gramm

Das Casein-Pulver (+ optional das entölte Kakaopulver) in ein hohes Gefäß geben. Nach Gefühl Wasser hinzugeben (etwa 300 ml, es soll eine puddingartige Konsistenz entstehen) und zusammen mit Süßstoff mit einem Mixer gut mixen.

Die Gelatine in wenig heißem Wasser auflösen und zu der Masse in der Schüssel hinzumixen. Alles in eine Puddingform geben und für mindestens vier Stunden (am besten über Nacht) im Kühlschrank stehen lassen.

Vor dem Servieren aus Vanille-Whey eine Soße rühren (Pulver wieder mit ganz wenigen Tropfen Wasser vermischen) und über den Pudding gießen. Passend dazu wären ein paar Beeren und Zimt.

WEITERE REZEPTE: Mini-Pizza-Snack

Zutaten:

- mind. 2 Scheiben fettarmer (!) Käse
- 1–2 Scheiben Hähnchenschinken
- Ketchup, zuckerfrei (alternativ ein Klecks Tomatenmark)
- optional ein kleines Stück rote Zwiebel
- Oregano

Gesamt:

- Protein: 19 Gramm
- Kohlenhydrate: vier Gramm
- Fett: vier Gramm

Ofen auf 180–200 Grad vorheizen. Auf ein Backblech Backpapier auslegen und die erste Scheibe Käse darauflegen. Dass es fettarmer Käse ist, ist wirklich wichtig, sonst würde das Ganze nicht funktionieren, weil der Käse zerläuft. Da ihr aber eh keine fettreiche Variante benutzen dürft in dieser Woche, ist der Hinweis fast hinfällig.

Ein paar Tropfen Light-Ketchup auf die Käsescheibe, mit Oregano bestreuen und dann den in Streifen geschnittenen Schinken darüberlegen. Das Stück Zwiebel in dünne Ringe schneiden und (zusammen mit weiteren optionalen Zutaten, falls noch etwas von den 150 kcal übrig ist, wie Champignons, Paprika etc.) darauflegen und zum Schluss die zweite Scheibe Käse darauflegen. Noch mal Oregano darüberstreuen und für ca. zehn bis 15 min. in den Backofen.

Die Inhalte dieses Buches entstammen ca. 20 Jahren sportlicher Erfahrung inklusive über einem Dutzend (Wettkampf-)Diäten sowie gut zehn Jahren als Chefredakteur des Onlineportals Team-Andro.com (tausende Artikel gelesen, hunderte selbst verfasst), ergänzt durch praktische Erfahrungen aus Onlinecoachings von über 1.000 Personen (im Rahmen von öffentlichen Gruppenaktionen sowie individuellen (Wettkampf-)Einzelberatungen).

Wer mehr über mich erfahren möchte, kann meine Seite

WWW.BECOME-FIT.de

besuchen und dort mit mir in Kontakt treten. Fragen zum Inhalt können dort gerne mittels Kontaktformular gestellt werden. Ich freue mich über Feedback jeglicher Art.

Wer zudem an weiterem hochwertigen Inhalt interessiert ist, sollte bei meinem Premium-Podcast-Magazin

PATREON.COM/THECOACHCOACHCORNER

vorbeischauen. Dort haben sich seit 2018 hunderte exklusive Podcasts angesammelt!

Darüber hinaus wurde folgende Literatur im Rahmen des Schreibens dieses Buches noch einmal gezielt in die Hand genommen:

LITERATUR

- **Arndt, Klaus (2016):** Die Steroid Alternative. Arnsberg: Novagenics.
- **Bartels, Rut/Bartels, Heinz (2004):** Physiologie. Lehrbuch der Funktionen des menschlichen Körpers. München: Urban & Fischer Verlag.
- **Bastigkeit, Matthias (2012):** Mikronährstoffe sinnvoll kombinieren: Basen, Vitamine und Mineralstoffe kritisch unter der Lupe. Hamburg: Maudrich.
- **Berg, Jeremy/Tymoczko, John/Stryer, Lubert (2014):** Stryer Biochemie. Heidelberg: Springer Verlag.
- **Biesalski, Hans Konrad/Grimm, Peter (2011):** Taschenatlas Ernährung. Stuttgart: Thieme Verlag.
- **Biesalski, Hans Konrad (2015):** Mikronährstoffe als Motor der Evolution. Springer: Heidelberg.
- **De Marees, Horst (2003):** Sportphysiologie. Köln: Sportverlag Strauss.
- **Di Pasquale, Mauro (2008):** Amino Acids and Proteins for the Athlete. Boca Raton: CRC Press.
- **Dostert, Anja (2013):** Die verrückte Geschichte der Diät. Leipzig: Amazon Distribution.
- **Fornhoff, Bettina (2016):** Hormone in Balance. Bad Nauheim: Lotte-Verlag.
- **Gronder, Ulrike/Worm, Nicolai (2010):** Mehr Fett! Lünen: Systemed Verlag.
- **Gropper, Sareen/Smith, Jack/Carr, Timothy (2017):** Advanced Nutrition and Human Metabolism. Boston: Cengage Learning.
- **Hahn, Andreas (2006):** Nahrungsergänzungsmittel und ergänzende bilanzierte Diäten. Stuttgart: Wissenschaftliche Verlagsgesellschaft.
- **Hahn, Andreas/Ströhle, Alexander/Wolters, Maike (2006):** Ernährung. Physiologische Grundlagen, Prävention, Therapie. Stuttgart: Wissenschaftliche Verlagsgesellschaft.
- **Haller, Dirk/Rimbach, Gerald/Grune, Tilmann (2013):** Biofunktionalität der Lebensmittelinhaltsstoffe. Heidelberg: Springer.
- **Haller, Dirk/Hörmannsperger, Gabriele (2015):** Darmgesundheit und Mikrobiota. Heidelberg: Springer.
- **Hargreaves, Mark/Spriet, Lawrence (2006):** Exercise Metabolism. Champaign: Human Kinetics.

- **Hofmekler, Ori (2005):** Maximum Muscle. Minimum Fat. Berkeley: North Atlantic Books.
- **Hofmekler, Ori (2007):** The Anti-Estrogenic Diet: How Estrogenic Foods and Chemicals Are Making You Fat and Sick. Berkeley: North Atlantic Books.
- **Horn, Florian (2012):** Biochemie des Menschen. Das Lehrbuch für das Medizinstudium. Stuttgart: Thieme Verlag.
- **Irmler, Anja Bettina/Wolz, Georg (2016):** Darm und sekundäre Pflanzenstoffe. Wiesbaden: Eubiotika Verlag.
- **Kampitsch, Thomas/Zippel, Christian (2016):** Natural Doping. Norderstedt: Books on Demand.
- **Keller, Markus (2016):** Schilddrüsenhormone als kritische Faktoren beim Körperfettabbau. Norderstedt: Books on Demand.
- **Kirchner, Hanni/Mühlhäußer, Julia (2009):** Biochemie. München: Urban & Fischer.
- **Kleine, Bernhard/Rossmanith, Winfried (2014):** Hormone und Hormonsysteme. Heidelberg: Springer.
- **Konopka, Peter (2015):** Sporternährung. München: BLV Buchverlag GmbH.
- **Koolmann, Jan/Röhm, Klaus-Heinrich (2009):** Taschenatlas Biochemie des Menschen. Stuttgart: Thieme Verlag.
- **Königshof, Melanie/Brandenburger, Timo (2012):** Kurzlehrbuch Biochemie. Stuttgart: Thieme Verlag.
- **Kuklinski, Bodo (2015):** Mitochondrien: Symptome, Diagnose und Therapie. Bielefeld: Aurum.
- **Laakmann, Gregor (1987):** Psychopharmakoendokrinologie und Depressionsforschung. Berlin: Springer Verlag.
- **Lee, John R. (2016):** Natürliches Progesteron. München: Akse-Verlag.
- **Leitzmann, Claus/Müller, Claus/Michel, Petra/Brehme, Ute/Triebel, Thamar/Hahn, Andreas/Laube, Heinrich (2009):** Ernährung in Prävention und Therapie. Stuttgart: Hippokrates Verlag.
- **Löffler, Gerog/Heinrich, Peter/Petrides, Petro (2007):** Biochemie & Pathobiochemie. Heidelberg: Springer.
- **Marischler, Clemens (2014):** Endokrinologie. München: Urban & Fischer Verlag.
- **Menche, Nicole (2007):** Biologie, Anatomie, Physiologie. München/Jena: Urban & Fischer.
- **Michl, Marlies (2016):** Hämatologie. München: Urban & Fischer Verlag.

- **Neumann, Georg (2016):** Ernährung im Sport. Aachen: Meyer und Meyer Verlag.
- **Neumann, Georg/Pfützner, Arndt/Berbalk, Anneliese (2011):** Optimiertes Ausdauertraining. Aachen: Meyer und Meyer Verlag.
- **Patti, Matthias (2007):** Hormone. Norderstedt: Books on Demand.
- **Prahl, Hans-Werner/Setzwein, Monika (1999):** Soziologie der Ernährung: Wiesbaden: Springer.
- **Raschka, Christoph/Ruf, Stephanie (2015):** Sport und Ernährung. Stuttgart: Thieme Verlag.
- **Rassow, Joachim/Hauser, Karin/Netzker, Roland/Deutzmann, Rainer (2012):** Biochemie. Stuttgart: Thieme Verlag.
- **Rauscher, Philipp (2012):** Get F.I.T., Think Lean! Norderstedt: Books on Demand.
- **Rauscher, Philipp (2018):** Optimale Ernährung für Bodybuilder und Kraftsportler. München: Riva Verlag.
- **Rehner, Getrud/Daniel, Hannelore (2010):** Biochemie der Ernährung. Heidelberg: Spektrum Verlag.
- **Rohen, Johannes/Drecoll, Elke-Lütjen (2000):** Funktionelle Histologie: Kurzgefasstes Lehrbuch der Zytologie, Histologie und mikroskopischen Anatomie des Menschen nach funktionellen Gesichtspunkten. F.K. Verlag: Schattauer.
- **Römmler, Alexander (2014):** Hormone. Stuttgart: Thieme Verlag.
- **Schek, Alexandra (2013):** Ernährung im Top-Sport. Wiesbaden: Umschau Zeitschriftenverlag.
- **Scheuernstuhl, Annelie/Hild, Anne (2014):** Natürliche Hormontherapie. Bielefeld: Aurum.
- **Schwarz, Mathias (2005):** Fleisch oder Nudeln. Ernährungsempfehlungen auf Schlingerkurs? Kassel: Kassel University Press GmbH.
- **Spinas, Giatgen/Fischli, Stefan (2011):** Endrokinologie und Stoffwechsel kompakt. Stuttgart: Theime Verlag.
- **Stipanuk, Martha/Caudill, Marie (2013):** Biochemical, Physiological, and Molecular Aspects of Human Nutrion. St. Louis: Elsevier.
- **Strienz, Joachim (2010):** Nebennierenunterfunktion. Stress stört die Hormon-Balance. München: Zuckerschwerdt Verlag.
- **Ströhle, Alexander (2009):** Rück- und Seitenblicke im Zeitalter der Ernährungsver(w)irrung. Köln: Ralf Reglin Verlag.

- **Tomasits, Josef/Haber, Paul (2016):** Leistungsphysiologie: Lehrbuch für Sport- und Physiotherapeuten und Trainer. Berlin: Springer.

- **Von Löffelholz, Christian (2016):** Ernährungsstrategien in Kraftsport und Bodybuilding: Optimaler Muskelaufbau, beschleunigter Fettabbau, gesteigerte Kraftleistung. Arnsberg: Novagenics.

- **Weineck, Jürgen (2010):** Sportbiologie. Balingen: Spitta.

- **Williams, Roger (1998):** Biochemical Individuality. New Canaan: Keats Publishing.

- **Worm, Nicolai (2013):** Menschenstopfleber. Lünen: Systemmed Verlag.

- **Wührer, Klaus (2015):** Prophylaxe und Therapie durch Artgerechte Ernährung. Ortenburg: Caveman Verlag.

Weitere Bücher des Autors:

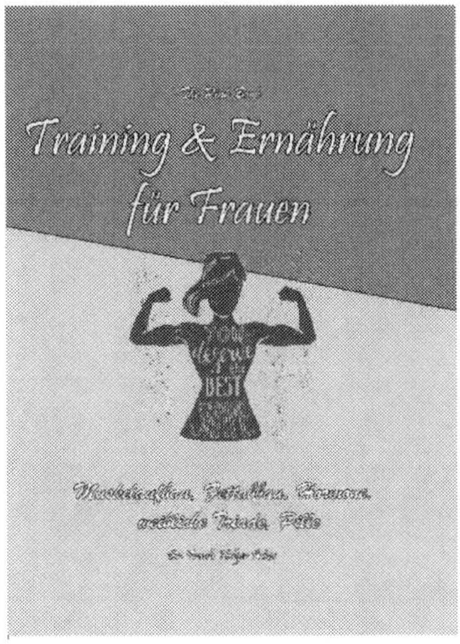

„Training und Ernährung für Frauen“ stellt die wichtigsten Informationen zu Training und Ernährung zusammen und berücksichtigt dabei sowohl die hormonelle als auch sozialisierte Perspektive des weiblichen Geschlechts.

Es gibt keine Rezepte! Kein X Wochenprogramm! Keine Modelfotos! Dafür ein Buch, das Frauen ernst nimmt!

Wer nur an dem Trainingsteil interessiert ist, findet diesen noch einmal einzeln in „Training für (Kraft-)Sportler“ aufgearbeitet. Es handelt sich dabei nur um den Trainingsteil des Frauenbuches!

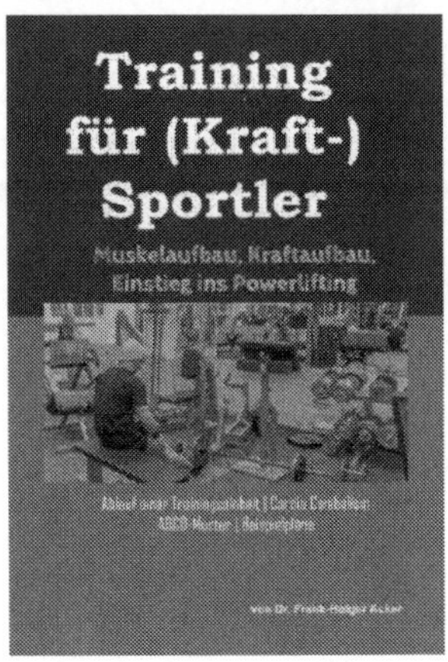

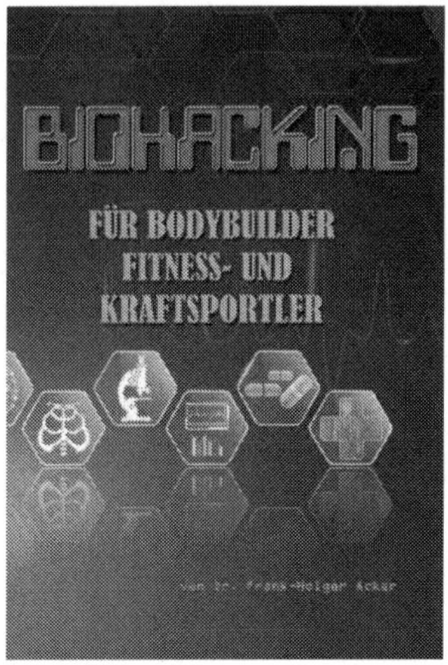

Das Biohacking-Buch liefert insgesamt 66 kleine Tricks und Kniffe rund um die Themen Training, Ernährung und Lifestyle für alle, die bereits die Grundlagen in diesen Bereichen dauerhaft umsetzen.

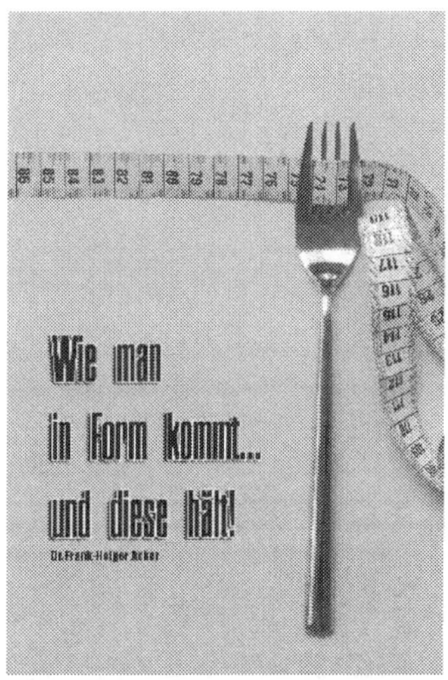

Eine Diät machen und in Form kommen, ist nicht schwer. Dennoch erleben viele Menschen am Ende einer langen und oft anstrengenden Phase Frustrationsmomente, wenn man sich nicht lange an den Ergebnissen erfreuen kann. „Wie man in Form kommt... und diese hält!" soll eine neue Sichtweise auf das Thema Diät werfen und richtet sich an Personen, die dieses Buch vollständig gelesen haben und mehr Informationen wünschen.

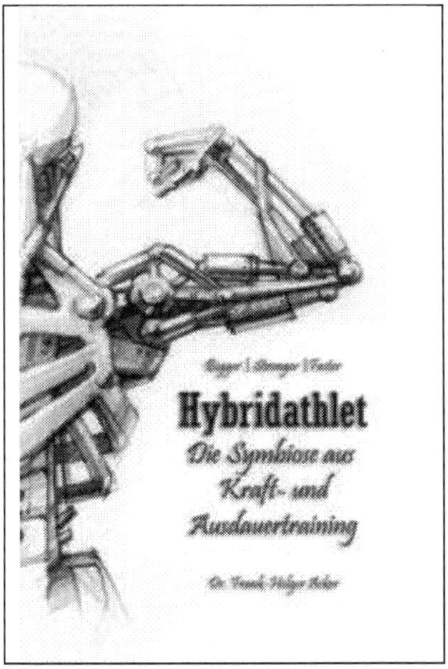

Wer sich schon immer gefragt hat, wie man Kraft- und Ausdauertraining miteinander kombinieren kann, findet die Lösung in meinem Buch „Hybridathlet". Ich selbst nahm nicht nur an über einem Dutzend Bodybuilding- und Powerlifting-wettkämpfen teil, sondern beendete inzwischen auch über 30 Marathon-Wettkämpfe erfolgreich.

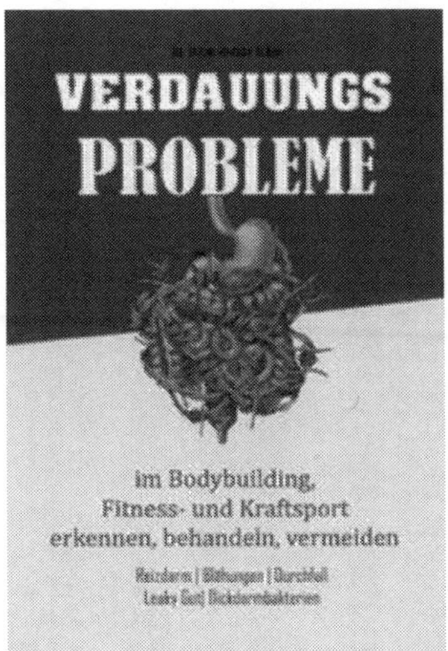

Das Buch zum Thema „Verdauungsprobleme" richtet sich bewusst an Bodybuilder und Fitnesssportler, die sich schlichtweg anders ernähren als der Großteil der Bevölkerung. Im Buch wird ausführlich auf die Verdauung eingegangen und wie verschiedene Probleme vermieden werden können.

Printed in Poland
by Amazon Fulfillment
Poland Sp. z o.o., Wrocław

38515299R00119